JN095144

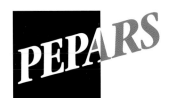

【ペパーズ】
編集企画にあたって…

　この度，編集主幹の先生方のご厚意により，「褥瘡治療のチームアプローチ」(No. 41，2010 年 5 月)，「褥瘡の治療　実践マニュアル」(No. 79，2013 年 7 月)に続く 6 年半ぶりの褥瘡治療の編集企画を，「褥瘡治療のアップデート」というテーマで担当させていただきました．

　褥瘡治療では，評価から保存的治療(外用薬や創傷被覆材，局所陰圧閉鎖療法)や外科的治療(デブリードマン，再建手術)，再発予防まで多岐にわたるトータルケアが必要です．そのなかでも，評価法や創傷被覆材，局所陰圧閉鎖療法，デブリードマンの進歩は著しく，バイオフィルム迅速検出ツールや抗菌作用を備えた創傷被覆材，洗浄機能付き局所陰圧閉鎖療法，安全なデブリードマン機器の開発などにより，創傷治療は大きく発展しました．

　一方，褥瘡の治療を行うにあたり，多剤耐性菌の発生や患者の高齢化，在院日数の長期化など社会的な問題も考えなくてはいけません．多剤耐性菌の発生は，治療が困難になるだけではなく，院内感染の原因にもなるため，感染対策チームと連携した対応が必要になります．また，これからの超高齢化社会では，高齢者の褥瘡はますます増加し，治療適応などについて悩む機会が多くなると予想されます．さらに，在院日数の長期化の対策として，地域の病院や施設と連携し再発予防の体制を構築していくことも重要です．

　今回の特集では，褥瘡の評価法や保存的治療，外科的治療，再発予防のためのリハビリテーションにおける最先端の知見に加えて，抗生剤の使用法や高齢者の褥瘡治療，多職種連携や病診連携によるチーム医療をトピックとして取り上げ，形成外科医だけではなく，看護や感染症，リハビリテーションの先生方にもご執筆いただきました．いずれも臨床の第一線でご活躍されている先生方であり，臨床にすぐに役立つ分かりやすい内容となっているため，読者の先生方の褥瘡治療のアップデートにお役に立てれば幸いです．

　最後になりますが，企画の編集をご依頼いただきました編集主幹の先生方およびお忙しい中ご執筆頂いた先生方，お世話になりました全日本病院出版会の鈴木由子様にこの場を借りて感謝を申し上げます．

2019 年 12 月

石川昌一

KEY WORDS INDEX

WRITERS FILE

ライターズファイル（五十音順）

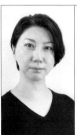

池田佳奈枝
（いけだ　かなえ）
2001年　札幌医科大学卒業
　　　　同大学形成外科入局
2002年　市立札幌病院形成外科
2003年　札幌医科大学形成外科，助手
2007年　砂川市立病院形成外科
2008年　札幌医科大学形成外科
2011年　同大学大学院博士課程終了
2013年　札幌道都病院形成外科

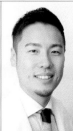

粂水流健二
（くわずる　けんじ）
2008年　香川大学卒業
　　　　高松赤十字病院，研修医
2010年　神戸大学形成外科　入局
　　　　同大学医学部附属病院形成外科
　　　　三田市民病院形成外科
2011年　明和病院形成外科
2012年　兵庫県立加古川医療センター形成外科
2014年　製鉄記念広畑病院形成外科
2015年　兵庫県立加古川医療センター形成外科，医長
2018年　三菱神戸病院形成外科，医長

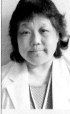

新妻　淳子
（にいつま　じゅんこ）
1991年　日本女子大学大学院修士課程栄養学専攻卒業
1991年　国立障害者リハビリテーションセンター，厚生労働技官（現職）
1997～01年　東京医科歯科大学医用器材研究所，専攻生
2003年　同大学，医学博士
【研究】
・褥瘡の発生メカニズムに関する研究
・褥瘡再発を早期に警報し予防するための研究
・脊髄損傷者や高齢者の健康管理（特に体温調節機能について）の研究
・褥瘡再発予防を目的とするシーティング・クリニック
・脊髄損傷者の褥瘡再発予防手法の体系化に関する研究
・福祉機器の適応研究，等．

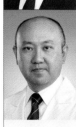

石川　昌一
（いしかわ　しょういち）
2006年　日本大学卒業
　　　　太田西ノ内病院，初期研修医
2007年　東京大学病院，初期研修医
2008年　同大学形成外科入局
　　　　埼玉医科大学形成外科，助教
2009年　同大学国際医療センター救命救急科，助教
2010年　同大学形成外科，助教
2013年　同大学国際医療センター形成外科，助教
2016年　同大学形成外科，助教

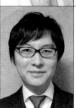

匂坂　正信
（さきさか　まさのぶ）
2007年　宮崎大学卒業
　　　　京都府立医科大学附属病院，初期臨床研修
2009年　同大学形成外科入局
　　　　杏林大学形成外科，専攻医
2012年　国立がん研究センター形成外科，チーフレジデント
2015年　山梨大学形成外科，助教
2017年　杏林大学形成外科，助教（任期）
2019年　静岡済生会総合病院形成外科，科長

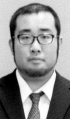

野崎　由迅
（のざき　ゆうじん）
2014年　大阪市立大学医学部医学科卒業
2014年　沖縄協同病院，初期研修
2016年　同病院総合内科
2019年　埼玉医科大学総合医療センター総合診療内科／感染症科，助教

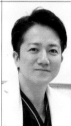

栗原　健
（くりはら　たけし）
2008年　鳥取大学卒業
2010年　埼玉医科大学形成外科入局／同大学形成外科，助教
2011年　同大学国際医療センター形成外科，助教
2013年　同大学形成外科，助教

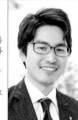

仲上豪二朗
（なかがみ　ごうじろう）
2004年　神戸大学医学部保健学科卒業
2007～09年　日本学術振興会，特別研究員
2009年　東京大学大学院医学系研究科健康科学・看護学専攻修了
　　　　同，助教
2010年　同，講師
2013～14年　カリフォルニア大学ロサンゼルス校看護学部，客員研究員
2017年　東京大学大学院，准教授

藪野　雄大
（やぶの　ゆうと）
2011年　日本医科大学武蔵小杉病院形成外科
2012年　同大学千葉北総病院形成外科
2013年　北村山公立病院形成外科，医長
　　　　あまみふぁー・形成外科，院長
2014年　日本医科大学付属病院形成外科，助教
　　　　同大学付属病院高度救命救急センター，助教
2015年　同大学付属病院形成外科，助教
2016年　同大学多摩永山病院消化器外科・乳腺外科・一般外科形成外科診療班，助教
2017年　同大学多摩永山病院形成外科，部長

CONTENTS

褥瘡治療のアップデート

編集／埼玉医科大学助教　石川　昌一

◆編集顧問／栗原邦弘　中島龍夫
百束比古　光嶋　勲
◆編集主幹／上田晃一　大慈弥裕之　小川　令

【ペパーズ】
PEPARS No.157/2020.1◆目次

「PEPARS®」とは Perspective Essential Plastic
Aesthetic Reconstructive Surgery の頭文字よ
り構成される造語．

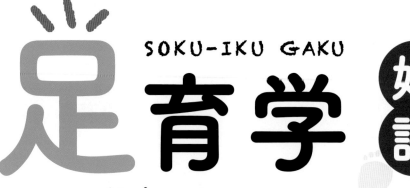

SOKU-IKU GAKU

足育学

好評

外来でみる
フットケア・フットヘルスウェア

編集：**高山かおる** 埼玉県済生会川口総合病院 主任部長
一般社団法人足育研究会 代表理事

2019 年 2 月発行　B5 判　274 頁　定価（本体価格 7,000 円＋税）

治療から運動による予防まで
あらゆる角度から「足」を学べる足診療の決定版！

解剖や病理、検査、治療だけでなく、日々のケアや爪の手入れ、
運動、靴の選択など知っておきたいすべての足の知識が網羅されています。
皮膚科、整形外科、血管外科・リンパ外科・再建外科などの**医師**や**看護師**、
理学療法士、**血管診療技師**、さらには**健康運動指導士**や**靴店マイスター**など、
多職種な豪華執筆陣が丁寧に解説！
初学者から専門医師まで、とことん「足」を学べる一冊です。

CONTENTS

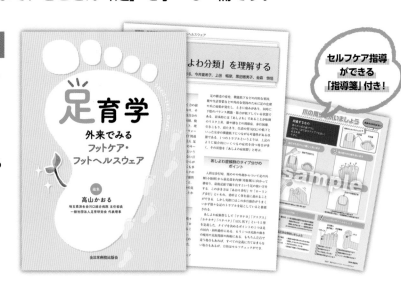

セルフケア指導
ができる
「指導箋」付き！

全日本病院出版会　〒113-0033 東京都文京区本郷 3-16-4　Tel:03-5689-5989
www.zenniti.com　Fax:03-5689-8030

PEPARS No.157：1-10, 2020

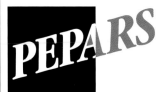

◆特集／褥瘡治療のアップデート

褥瘡の評価法

仲上豪二朗*1　真田弘美*2

Key Words：DESIGN-R®，赤外線サーモグラフィ(infrared thermography)，バイオフィルム(biofilm)，超音波画像装置(ultrasonography)

Abstract　褥瘡の治癒を正確に評価することが褥瘡を治癒に導くために重要である．そこで，DESIGN-R を用いて肉眼的に，Depth(深さ)，Exudate(滲出液)，Size(大きさ)，Inflammation/Infection(炎症/感染)，Granulation tissue(肉芽組織)，Necrotic tissue(壊死組織)，Pocket(ポケット)について評価することで，どのような治癒過程にあるのか，治癒する可能性がどの程度なのかを理解することができる．さらに，超音波画像装置，赤外線サーモグラフィ，バイオフィルム迅速検出ツールを用いて，肉眼的な評価だけでは不十分な深部損傷褥瘡ならびにクリティカルコロナイゼーションの客観的な評価が可能となる．実臨床で取り入れることが可能な方法により，正確な褥瘡評価を日々実施することが重要である．

はじめに

　褥瘡を適切に管理するためには，治癒が正常に進んでいるか停滞しているかを把握し，停滞しているのであればその原因を明らかにし対処する必要がある．そのための方法として，肉眼的な褥瘡の評価方法である DESIGN-R® の使い方を最初に解説する．DESIGN-R® は優れた評価スケールである一方，主に肉眼的所見に基づいた評価ツールであるため，外側からは評価が困難な，深部組織の損傷や不顕性炎症などの評価には向いていない．そこで，褥瘡の管理上問題となる深部損傷褥瘡とクリティカルコロナイゼーションに焦点を当て，現在実臨床で普及しつつある，超音波画像装置(エコー)，赤外線サーモグラフィ，バイオフィルム迅速検出ツールを用いた褥瘡の評価方法について，我々の臨床研究の結果とともに紹介する．

*1 Gojiro NAKAGAMI，〒113-0033　東京都文京区本郷 7-3-1　東京大学大学院医学系研究科老年看護学／創傷看護学分野，准教授／東京大学大学院医学系研究科附属グローバルナーシングリサーチセンター
*2 Hiromi SANADA，同，教授

褥瘡重症度評価スケール DESIGN-R®

　褥瘡評価は重症度評価スケールである DESIGN-R® を用いて行うことが本邦では標準となっている[1]．これは，褥瘡の評価に重要と考えられる項目である，Depth(深さ)，Exudate(滲出液)，Size(大きさ)，Inflammation/Infection(炎症/感染)，Granulation tissue(肉芽組織)，Necrotic tissue(壊死組織)および Rating(評価)の頭文字をとって作成された評価スケールである(表1)．このスケールは各項目を点数化し合計することで，褥瘡の重症度および治癒経過を評価するものである．また，重症度の低い項目を小文字で，重症度の高い項目を大文字で表すことにより，褥瘡の状態を簡便に把握することが可能となっている．点数が高ければ高いほど褥瘡の重症度が高いことを示す．なお，点数を足す際に，D 項目は含めない．これは D 項目が他のすべての項目と高い相関を持っているため，合計点数に含めることが統計学的に妥当でないからである．

　褥瘡の深達度は創内の一番深い部分で評価する．DESIGN-R® で使用されている D 項目は海外と異なり，創傷治癒が進み創底が浅くなった場

表 1. 褥瘡重症度評価スケール DESIGN-R®

DESIGN-R®　褥瘡経過評価用

カルテ番号（　　　　　）
患者氏名（　　　　　　　　）

| | | | 月日 | / | / | / | / | / | / |

Depth　深さ　創内の一番深い部分で評価し，改善に伴い創底が浅くなった場合，これと相応の深さとして評価する

d	0	皮膚損傷・発赤なし	D	3	皮下組織までの損傷						
	1	持続する発赤		4	皮下組織を越える損傷						
				5	関節腔，体腔に至る損傷						
	2	真皮までの損傷		U	深さ判定が不能の場合						

Exudate　滲出液

e	0	なし	E	6	多量：1日2回以上のドレッシング交換を要する						
	1	少量：毎日のドレッシング交換を要しない									
	3	中等量：1日1回のドレッシング交換を要する									

Size　大きさ　皮膚損傷範囲を測定：[長径(cm)×長径と直交する最大径(cm)]*3

s	0	皮膚損傷なし	S	15	100 以上						
	3	4 未満									
	6	4 以上　16 未満									
	8	16 以上　36 未満									
	9	36 以上　64 未満									
	12	64 以上　100 未満									

Inflammation/Infection　炎症／感染

i	0	局所の炎症徴候なし	I	3	局所の明らかな感染徴候あり（炎症徴候，膿，悪臭など）						
	1	局所の炎症徴候あり（創周囲の発赤，腫脹，熱感，疼痛）		9	全身的影響あり（発熱など）						

Granulation　肉芽組織

g	0	治癒あるいは創が浅いため肉芽形成の評価ができない	G	4	良性肉芽が，創面の 10%以上 50%未満を占める						
	1	良性肉芽が創面の 90%以上を占める		5	良性肉芽が，創面の 10%未満を占める						
	3	良性肉芽が創面の 50%以上 90%未満を占める		6	良性肉芽が全く形成されていない						

Necrotic tissue　壊死組織　混在している場合は全体的に多い病態をもって評価する

n	0	壊死組織なし	N	3	柔らかい壊死組織あり						
				6	硬く厚い密着した壊死組織あり						

Pocket　ポケット　毎回同じ体位で，ポケット全周（潰瘍面も含め）[長径(cm)×短径*1(cm)]から潰瘍の大きさを差し引いたもの

P	0	ポケットなし	P	6	4 未満						
				9	4 以上 16 未満						
				12	16 以上 36 未満						
				24	36 以上						

部位[仙骨部，坐骨部，大転子部，踵骨部，その他（　　　　　）]

| | 合　計*2 | | | | | | |

*1 : "短径"とは"長径と直交する最大径"である
*2 : 深さ（Depth : d, D）の得点は合計には加えない
*3 : 持続する発赤の場合も皮膚損傷に準じて評価する
日本褥瘡学会より引用

©日本褥瘡学会/2013

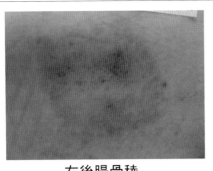
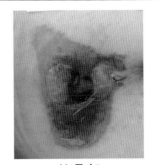

右後腸骨稜
d1-e0s12i1g0n0p0：合計13

仙骨部
d2-e1s12i0g0n0p0：合計13

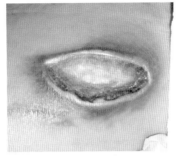
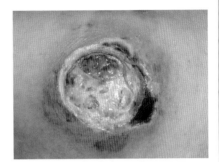

右大転子部
D3-e3s6i1G6N3p0：合計19

左大転子部
D4-E6s9I3G5N6p0：合計29

図 1.
DESIGN-R® 採点
の例

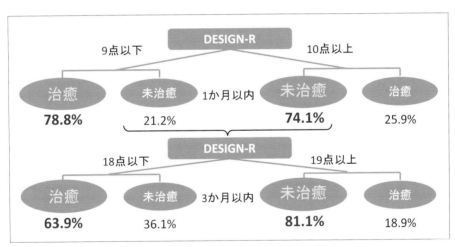

図 2. DESIGN-R® による治癒予測

合，これと相応の深さとして評価する．つまり，皮下組織を越える損傷（D4）であっても，肉芽形成が進んだ場合に D3 となり得るということである．図1に採点の例を示す．

DESIGN-R は各項目について点数が割り振られており，治癒に対しての重要度がその数字からみて取れる．例えば，サイズは最高得点が15点，ポケットは24点であるのに対し，滲出液は6点となっている．これは，褥瘡の重症度を治癒期間と定義した際に，各項目がどれくらいの重みがあるのかを統計学的に計算したものが各項目の配点となっているからである．したがって，DESIGN-R® の総得点によって一定の期間内に治るかどうかの予測が可能となっている（図2）[2]．

2019年11月に，米国のNPUAP，欧州のEPUAP，アジアパシフィックのPPPIAが合同で制作した褥瘡の国際ガイドラインが発刊された．この中の，「褥瘡治癒のモニタリングツール」の項目において，日本褥瘡学会により開発されたDESIGN-R®が数ある海外の褥瘡評価スケールよりも先に多くのエビデンスとともに紹介された[3]．すでにスペイン語やポルトガル語，中国語など様々な言語に翻訳されており，今後は世界の標準ツールとなる可能性もある，科学的かつ臨床的に使用しやすいツールとなっている．

超音波画像装置：深部損傷褥瘡

褥瘡は表面から深部へと損傷が進む場合と，深部の損傷が先に生じ，組織損傷が表面化する場合の2つに大別される．後者を特に深部損傷褥瘡，英語のDeep Tissue Injuryの頭文字をとってDTIと呼んでいる．DTIは深部に損傷があるものの，表面からの視診や触診では十分に判断できないため，十分な体圧分散などの処置が遅れ，数日後に深い褥瘡となって顕在化する．そこで，深部組織の状態を可視化する手段として超音波画像装置（エコー）が使用される．

1．機器・プローブの選択

褥瘡患者の多くは寝たきりであり，検査室への移動が容易でない場合が多く，出来ればポータブルエコー装置を利用することが望ましい．近年，きわめて高画質で機器が小型化しているため，褥瘡などの慢性創傷でのエコーの使い勝手は飛躍的に高まった．プローブは表在組織の描出に向いたリニア型を使用する．周波数は高ければ高いほど分解能が高くなる一方，減衰が起こりやすいため，深部の組織が観察できないという問題が生じるので，患者の肥満度によるが褥瘡の観察を行うには10～18 MHz程度の周波数が向いている．褥瘡部を観察する際はプローブをラップで包むなどして汚染防止に努める．また，プローブと褥瘡面との間に空気が入らないようにエコーゼリーを十分量使用する．

2．エコーによる褥瘡部の観察方法

エコーは身体の構造を可視化する方法であるため，正常の解剖を理解しておくことが正しい利用の前提となる．正常な体表エコー画像の層構造は，「表皮・真皮層」「皮下脂肪層」「筋肉層」に分かれる．皮下脂肪層の内部には網目状の浅筋膜が，皮下脂肪層と筋層の間には深筋膜が観察される．仙骨，大転子部，踵部などの褥瘡好発部位それぞれに特徴的な構造がある（図3）．

褥瘡をエコーで評価する際の視点をフローチャート形式でまとめた（図4）[4]．正常像からわかるように，皮膚，皮下組織は層をなして構成されており，エコーではっきりと層構造が確認できる．この層構造が明瞭でない場合は，浮腫，肉芽，壊死組織などがあることが推察される（図5）．また，治癒後に瘢痕組織に置き換わっている場合は全体的に輝度が高くなることもある．褥瘡がある場合，炎症性浮腫により層構造が不明瞭になっていることが多い．さらに浮腫所見が強くなると敷石状サインが観察されることもある．内部構造が不均一な低輝度領域は「Cloud-like像」と呼ばれ，壊死組織である可能性が高いことから，DTIを疑って十分な体圧分散を行う（図6）．

エコーがCTやMRIなど他の画像装置と大きく異なる点は，「見たいところしか見えない」という点である．エコーはアーチファクト（実際には存在しない虚像）を生じやすく，また細かな画質調整が必要であり，全体を撮ってあとで見直す作業には不向きと言える．一方エコーの大きな利点は検査の簡便さであり，患者の拘束を最小限に抑え，リアルタイムに評価できるところは他の画像検査にはない特徴である．また，装置の進歩により，以前よりはるかに軽量・小型化され，画質は向上しており，高周波数のプローブを使用することで，より細かな構造を可視化することも可能になってきている．したがって，エコーを撮る目的を明確にし，適切に検査を行えば，非常に有用な褥瘡のアセスメントとなるであろう．

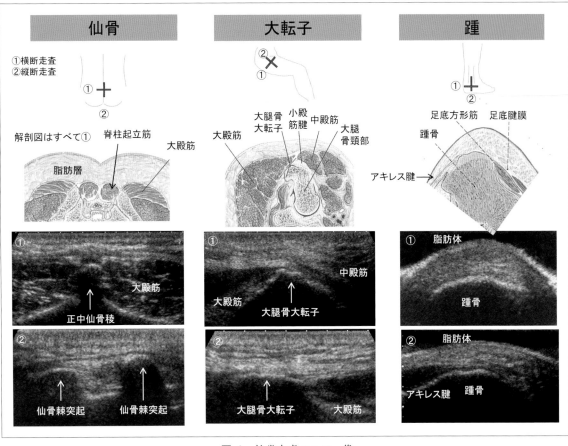

図 3. 健常皮膚のエコー像

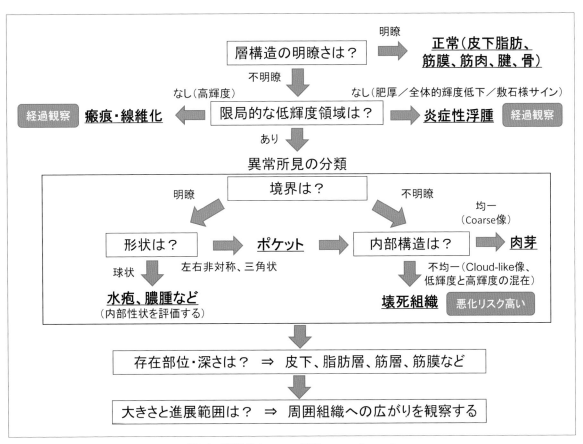

図 4. 褥瘡部のエコー観察フローチャート

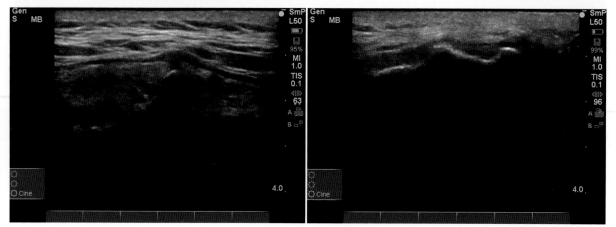

a．健常皮膚　　　　　　　　　　　　　b．炎症性の浮腫による不明瞭な層構造

図 5．不明瞭な層構造

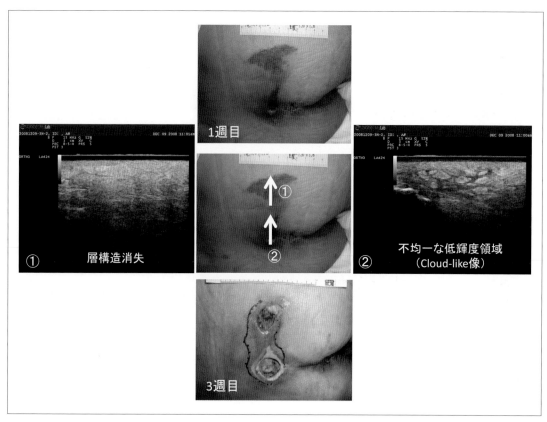

図 6．重症化する褥瘡のエコー所見

赤外線サーモグラフィ：
クリティカルコロナイゼーション

　褥瘡のような慢性創傷の場合，常に外部の病原菌に曝されているため，治癒の遅滞が生じやすい．従来，宿主と細菌の関係性は汚染，常在，感染という 3 つで考えられてきたが，2000 年頃よりクリティカルコロナイゼーション（臨界的定着）という 4 つの分類に整理されている．汚染（Contamination）は創部に菌が存在するだけで，増殖

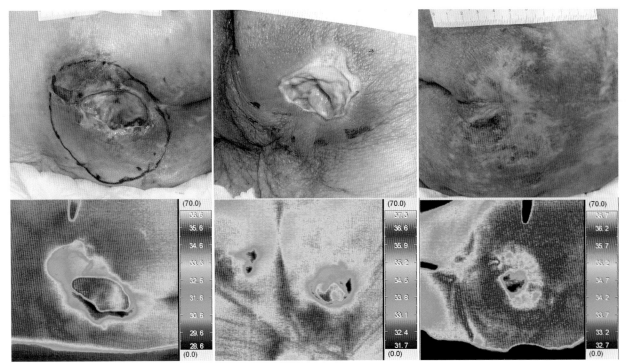

a．感染　　　　　　　　b．クリティカルコロナイゼーション　　　　　　c．正常治癒

図 7. サーモグラフィによる炎症の同定

はみられない状態，常在(Colonization)は増殖能を持つ細菌が創に付着しているが創に害を及ぼさない状態，クリティカルコロナイゼーション(Critical Colonization)は創感染に移行しそうな状態であり，創傷治癒遅延以外の感染徴候はないが抗菌薬を使用すると治癒速度が向上するなど，臨床的改善が得られる状態，感染(Infection)は増殖する細菌が組織内部に侵入して創に害を及ぼす状態を指す．褥瘡を有する患者は高齢であり，低栄養であること多く，うまく免疫機能が働かないことが，クリティカルコロナイゼーションのような肉眼的に同定できない病態を生み出している．肉眼的所見がないにもかかわらず創傷治癒を遅らすという事実は，細菌への曝露に対して何らかの宿主の反応が生じていることを示している．そこで，目に見えない微細な炎症をとらえることがクリティカルコロナイゼーションを同定することにつながると考え，炎症状態を推定する方法として，創部の温度に着目し赤外線サーモグラフィを用いて臨床データを蓄積した．

赤外線サーモグラフィを用いた生理検査の場合，恒温室での一定時間の馴化など，被験者側の準備が重要となるが，褥瘡患者の場合はそのような条件の統一が難しい．また，創部はドレッシング材が貼付されていることがほとんどであり，外した後に温度が一定になるまで待つことは患者の負担が大きいため困難である．そこで，褥瘡サーモグラフィでは温度そのものではなく，褥瘡周囲皮膚との比較を行い，相対的に温度分布を評価することでこの問題を解決した．

図7に示すように，感染創では肉眼的に明らかな炎症徴候があり，サーモグラフィでも創底が高温(赤色)を示している．クリティカルコロナイゼーション創では肉眼的な炎症は認められないが，サーモグラフィ上では高温を示しており，微細な炎症が生じているものと判断される．正常治癒創では創底の温度が低い．このように創周囲との温度の差を捉えることで，本来厳密な温度コントロールが必要な赤外線サーモグラフィをベッドサイドで用いることができる[5]．なお，臨床では

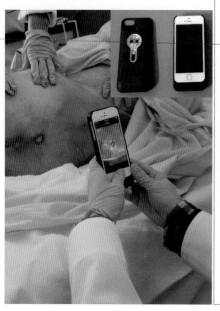

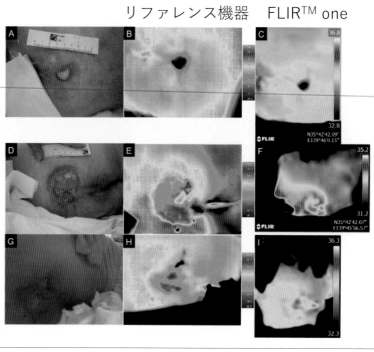

リファレンス機器　FLIR™ one

a．ベッドサイドでの撮影　　　　　　　　b．サーモグラフィ画像の比較

図 8.　モバイルサーモグラフィの利用

高価なサーモグラフィの使用が困難であるが，モバイルサーモグラフィ（FLIR™ one，FLIR Systems 社製）を用いると安価に温度分布の評価ができる．これらの症例では，高価なリファレンス機器と遜色のない温度分布を示している（図 8）[6]．

創傷バイオフィルムの迅速検出ツール：クリティカルコロナイゼーション

先述のように，サーモグラフィを用いて創部の微細な炎症を捉えることは，創傷治療を選択することにつながる．しかしながら，創部の炎症は必ずしも感染やクリティカルコロナイゼーションだけが原因で生じるわけではない．創部の炎症は，例えば強い外力が加わり続けている場合に生じる．したがって，炎症の原因を推定することが，創傷に必要な治療を正しく選択することにつながる．近年，バイオフィルムと慢性創傷における感染・クリティカルコロナイゼーションの関連が指摘されている．バイオフィルムとは微生物が固着して形成されるコミュニティーであり，糖タンパ

ク，タンパク質，菌体外 DNA などを主要な構成成分としている．バイオフィルムは細菌のリザーバーとして存在し，集団を形成することで病原性を発現している．さらに，抗菌薬や宿主免疫の作用を回避することができるため，慢性炎症を引き起こし，非常に強固な感染源となる．バイオフィルムが創底に存在する限り，好中球をはじめとする免疫細胞が集積するが，バイオフィルム自体を破壊することはできない．そのため，延々とプロテアーゼや活性酸素種が産生され続けるために炎症が持続し，治癒が障害される．そこで，2000 年代後半より，Biofilm-based wound therapy として，バイオフィルムの有無によって創傷治療を選択する必要性が提唱されてきた．しかし，バイオフィルムの存在を確定するには組織生検および電子顕微鏡での観察や特殊染色後の観察が必要であることが述べられており，一般臨床での実施は困難といえる．しかも，組織生検の場合，創部のごく一部を採取するため，バイオフィルムがどの程度 2 次元的に分布しているかはわかり得ない．そ

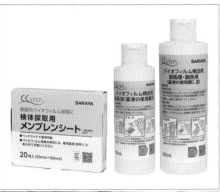
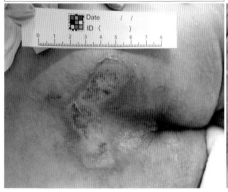
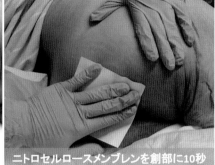
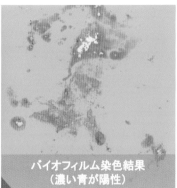

ニトロセルロースメンブレンを創部に10秒間当てる

バイオフィルム染色結果（濃い青が陽性）

図 9. 創傷バイオフィルムの迅速検出ツール

の意味でも，従来のバイオフィルム検出技術には臨床適応に限界があった.

そこで我々は，創面に分布しているバイオフィルムの構成成分を取り出して，染色すればよいのではないかと着想した．すでに創面にブロッティングメンブレンと呼ばれる極性のある濾紙をわずか10秒間押し当てるだけで，創面の微量なタンパク質を採取し，メンブレンを染色することで解析できる技術である「創面ブロッティング」を臨床でルーティンに行っており，これを応用することで可能となると考えたのである．これにより，バイオフィルムの有無のみならず，創面のどの部位にバイオフィルムが存在しているかどうかがわかる.

完成したバイオフィルムの染色結果を図9に示す．染色にはアルシアンブルーという色素を用いており，これはヒアルロン酸，コンドロイチン硫酸，ペクチン，そしてバイオフィルムの構成成分である酸性糖タンパク質(酸性ムコ多糖)を特異的に染色する．創を軽く洗浄し，生理食塩水で湿らせたブロッティングメンブレンを10秒間創面に

あて，アルシアンブルー染色液で染色・脱色すると，図9のようにきれいにバイオフィルムを可視化することができる．わずか2分で可視化できるため，ベッドサイドアセスメント技術として公表している[7]．これにより，バイオフィルムが存在すると翌週にスラフが形成されるリスクが上がること[7]，バイオフィルムをデブリードマンにより完全に取り除くと，取り残しがあった場合よりも創傷面積が有意に縮小すること[8]，そして，超音波デブリードマンなどのデバイスを用いて可視化したバイオフィルムを除去する創傷管理プロトコルを適応すると，創傷治癒率が有意に向上すること[9]，などが報告されており，バイオフィルムに基づいた創傷ケアが実臨床で実践されている.

おわりに

本稿で紹介した超音波画像装置，赤外線サーモグラフィ，バイオフィルム迅速検出ツールによる褥瘡の評価法は，すべて国際ガイドラインにおいて新しい技術として紹介されている．今後エビデ

ンスが蓄積されることで，世界標準の評価方法に
なっていくことを期待している．ここで紹介した
様々な褥瘡評価法が日々の褥瘡診療の一助となれ
ば幸いである．

参考文献

1) Matsui, Y., et al.：Development of the DESIGN-R with an observational study：an absolute evaluation tool for monitoring pressure ulcer wound healing. Wound Repair Regen. **19**(3)：309-315, 2011.
2) Sanada, H., et al.：Scientific Education Committee of the Japanese Society of Pressure Ulcers. Clinical wound assessment using DESIGN-R total score can predict pressure injury healing：pooled analysis from two multicenter cohort studies. Wound Repair Regen. **19**(5)：559-567, 2011.
3) European Pressure Ulcer Advisory Panel, National Pressure Injury Advisory Panel and Pan Pacific Pressure Injury Alliance. Prevention and Treatment of Pressure Ulcers/Injuries：Clinical Practice Guideline. The International Guideline. Emily Haesler(Ed.). EPUAP/NPIAP/PPPIA：2019.
4) Aoi, N., et al.：Ultrasound assessment of deep tissue injury in pressure ulcers：possible prediction of pressure ulcer progression. Plast Reconstr Surg. **124**(2)：540-550, 2009.
5) Nakagami, G., et al.：Predicting delayed pressure ulcer healing using thermography：a prospective cohort study. J Wound Care. **19**(11)：465-470, 2010.
6) Kanazawa, T., et al.：Use of smartphone attached mobile thermography assessing subclinical inflammation：a pilot study. J Wound Care. **25**(4)：177-182, 2016.
7) Nakagami, G., et al.：Biofilm detection by wound blotting can predict slough development in pressure ulcers：A prospective observational study. Wound Repair Regen. **25**(1)：131-138, 2017.
8) Nakagami, G., et al.：Rapid detection of biofilm by wound blotting following sharp debridement of chronic pressure ulcers predicts wound healing：A preliminary study. Int Wound J. 2019. doi：10.1111/iwj.13256.
9) Mori, Y., et al.：Effectiveness of biofilm-based wound care system on wound healing in chronic wounds. Wound Repair Regen. **27**(5)：540-547, 2019.

きず・きずあとを扱うすべての外科系医師に送る！

ケロイド・肥厚性瘢痕 診断・治療指針 2018

編集／瘢痕・ケロイド治療研究会

2018年7月発行　B5判　オールカラー　102頁　定価(本体価格3,800円＋税)

難渋するケロイド・肥厚性瘢痕治療の道しるべ
瘢痕・ケロイド治療研究会の総力を挙げてまとめました！

目　次

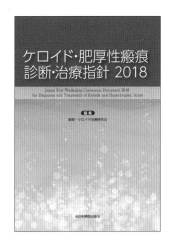

（株）全日本病院出版会

〒113-0033　東京都文京区本郷3-16-4
TEL：03-5689-5989　FAX：03-5689-8030
www.zenniti.com

PEPARS No.157：12-27, 2020

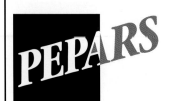

◆特集／褥瘡治療のアップデート

褥瘡の保存的治療
—外用薬と創傷被覆材の使い方—

藪野雄大[*1]　小川　令[*2]

Key Words：褥瘡(pressure ulcer)，外用薬(ointment)，創傷被覆材(wound dressing)，TIME 理論(TIME concept)，moist wound healing，DESIGN-R®

Abstract　　褥瘡治療は他の創傷に比べて多岐に亘る要素を多く含む．創傷処置，排泄ケア，体位変換，栄養問題，社会的背景など，実に多くの因子がお互いに作用し，治療を促進させたり後退させる．その中でも創傷処置は治療のメインパートである．感染や創傷環境の是正，壊死組織の除去など様々な問題点を解決する必要があり，外用薬ならびに創傷被覆材は重要なツールである．代表的な外用薬と創傷被覆材の解説をした上で，治療の基本となる TIME 理論を元に外用薬と創傷被覆材の使い方，また各病期において DESIGN-R® を元にした使い方をガイドラインを踏まえて解説・紹介する．

はじめに

　TIME 理論は 2003 年に International Advisory Board on Wound Bed Preparation にて提唱された慢性創傷を治療に反応する創傷へ変換する Wound Bed Preparation(以下，WBP)のための治療介入の概念である[1]．創部の状態である，T：Tissue non-viable or deficient(壊死組織・不活化した組織)，I：Infection or Inflammation(感染・炎症)，M：Moisture imbalance(湿潤環境の不均衡)，E：Edge of wound—non advancing or undermined epidermal margin(創縁の治癒遅延・表皮の巻き込み(ポケット))の4つの頭文字から TIME と命名された．この4項目は慢性創傷において治療の律速段階となり得る項目であり，それぞれの病態生理，臨床的介入，介入による効果，そしてアウトカムについて表として簡潔にまとめ

られている[1](表 1)．TIME の名前の通り，時間経過と共に T・I・M・E それぞれの因子を改善させていく必要がある．現在では update された TIME 理論が発表されているが，主には創面への具体的なアセスメント，知見に加えて，T：Treatment(治療計画)，I：Implementation(実施)，M：Monitoring(観察)，E：Evaluation(評価)と治療計画へのアセスメントを付している[2]．

　褥瘡の評価ツールとしては DESIGN-R® がある．これは日本褥瘡学会が 2002 年に作成した DESIGN® を元に点数の重み付けを行い，点数による比較検討を行えるように 2008 年に改訂されたものである．DESIGN-R® は病態変化の早い急性期には原則的には用いられない．

　つまり慢性期褥瘡においては創部のアセスメントを行い DESIGN-R® により評価し TIME 理論から介入策を講じる．その結果どのように創傷が経過していくかを DESIGN-R® で評価しながら適宜 TIME 理論の観点から介入策を再度模索し，アウトカムへ向け道を正すのである．

　褥瘡は発生直後から 1〜3 週間程度の急性期とそれ以降の慢性期に分かれる．急性期には組織損傷は軽度であることが多く壊死は明らかではない

＊1 Yuto YABUNO，〒206-8512　多摩市永山 1-7-1　日本医科大学多摩永山病院形成外科，部長
＊2 Rei OGAWA，〒113-8603　東京都文京区千駄木 1-1-5　日本医科大学付属病院形成外科・再建外科・美容外科，教授

表 1. TIME に基づいた WBP の原則

	臨床的観察ポイント	想定される病態生理	WBP の臨床的介入	介入による効果	臨床的アウトカム
T	壊死組織・不活化した組織	細胞外マトリックスの損傷 壊死組織残存による治癒遅延	デブリードマン（一時的ないしは継続的な）：自己融解，外科的，酵素学的，物理的，生物学的デブリードマン	創面の改善および機能的な細胞外マトリックスの回復	創面の活性化
I	感染・炎症	細菌量増加，炎症遷延： • 炎症性サイトカイン↑ • プロテアーゼ活性↑ • 成長因子活性↓	• 感染巣の除去 全身/局所投与： • 抗菌薬 • 抗炎症薬 • プロテアーゼ阻害薬	細菌量減少，炎症制御： • 炎症性サイトカイン↓ • プロテアーゼ活性↓ • 成長因子活性↑	細菌量制御 炎症制御
M	湿潤環境の不均衡	乾燥による表皮細胞の遊走能↓ 過剰な滲出液による創縁の浸軟	創面の適切な湿潤環境を保つべく下記を使用：ドレッシング材，圧迫療法，NPWT などを用いた滲出液を除去する治療	表皮細胞遊走の回復 乾燥予防 浮腫や過剰な滲出液の制御 浸軟の防止	適切な湿潤環境
E	創縁の治癒遅延・表皮の巻き込み（ポケット）	進まない上皮化（表皮細胞遊走できず） 創傷治癒に関連する細胞が不応 プロテアーゼ活性の異常	原因の再評価，適切な治療の検討： • デブリードマン • 皮膚移植 • 生物学的治療 • 補助療法	表皮角化細胞と反応性創傷細胞の遊走 適切なプロテアーゼ分布の改善	創縁の伸展

（文献 1 より引用翻訳，一部改変）

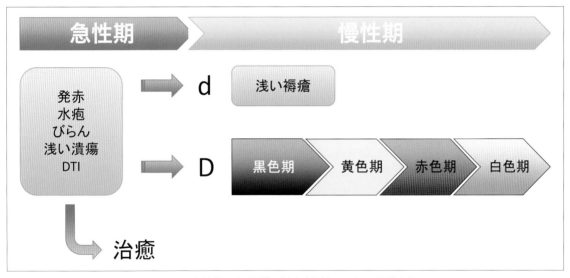

図 1. 急性期〜慢性期の褥瘡（文献 4 より一部改変）

が，深部組織損傷（DTI；Deep Tissue Injury）となっていることもある．慢性期には一部の褥瘡では組織の壊死が始まり深度が浅いものから深いものとなる．壊死組織を有する褥瘡を福井は色調から黒色期・黄色期・赤色期・白色期とした[3)4)]（図1）.

　本稿では褥瘡治療における外用薬・創傷被覆材について急性期での選択，また慢性期においては TIME，また後半では moist wound healing（局所湿潤療法）を元に解説した上で DESIGN-R® にも触れながら適切と考えられる外用薬・創傷被覆材の選択を提示する．治療の選択には日本褥瘡学会褥瘡予防・管理ガイドライン第 4 版[5)]（以下，予防・管理ガイドライン）と日本皮膚科学会　褥瘡診療ガイドライン第 2 版[6)]（以下，診療ガイドライン）を参考とした.

表 2. 外用薬と創傷被覆材の利点・欠点

	外用薬	創傷被覆材
○	① 殺菌作用を持つ ② 滲出液をコントロールできる ③ 壊死組織除去できるものもある ④ 比較的安価 ⑤ 保険上制限がない	① 滲出液コントロール ② 創面保護 ③ ずれの軽減 ④ 疼痛緩和 ⑤ 処置の簡易化，頻度減少
×	① アレルギー ② 乾燥による疼痛 ③ 副作用 ④ 処置が複雑，頻度が高い	① 感染巣に使用できない ② 皮膚障害 ③ 比較的高価 ④ 保険上制限がある

(文献 7 より一部改変)

外用薬と創傷被覆材

外用薬と創傷被覆材は利点・欠点(表2)を有する[7].外用薬は急性期から慢性期において満遍なく使用の機会があるが，後述のように創傷被覆材は湿潤環境を維持すべく使用されることが多いため moist wound therapy を要する急性期，または赤色期・白色期に用いられることが多い.

以下に代表的な外用薬と創傷被覆材について解説する.

1．外用薬

外用薬は有効成分である主剤とそれ以外の添加剤などを含めた基剤からなる.基剤は有効成分が効果を発揮するためのものであり外用薬においては吸水性，補水性，保湿性といった特性を有し[8]，大きく分けて疎水性基剤(親油性基剤)と親水性基剤に分類される.更に親水性基剤は水溶性基剤と乳剤製基剤に分類される.外用薬を基剤により分類し代表的なものを中心に紹介する.

A．親油性基剤

① 白色ワセリン

販売名：白色ワセリン，プロペト®，白色軟膏

安定した薬剤であり皮膚刺激性は殆ど認められない.急性期や浅い褥瘡においては創面保護作用により治癒を促進する.撥水・保湿効果がある.油脂性基剤において共通であるが水分が逃げないようにするための油のようなものであるため，滲出液が多い創面へは適さない.しばしば乾燥した老人の肌に"保湿"として塗られていることがあるが同様の理由から乾燥していては意味がない.

② ジメチルイソプロピルアズレン

販売名：アズノール®軟膏 0.033%

軽い抗炎症作用，ヒスタミン遊離抑制作用，抗アレルギー作用を有する.添加剤として水数の高い精製ラノリンが含まれているため吸水能を有すると考えられるが効果は小さい.

③ アルプロスタジルアルファデクス

販売名：プロスタンディン®軟膏 0.003%

プロスタグランジン E_1 による皮膚血流増加，血管新生作用により創傷治癒を促進する.また線維芽細胞に対しても作用する.さらに角化細胞の増殖を促進することで表皮形成促進作用を有する.

④ 酸化亜鉛

販売名：亜鉛華軟膏，亜鉛華単軟膏，サトウザルベ，ウィルソン軟膏

滲出液を伴う創部に対し周囲皮膚の保護などを目的に使用される.軽度抗炎症作用や滲出液吸収，分泌抑制作用をもつ.基剤により特性が違い，白色ワセリンを基剤に含むのは亜鉛華軟膏のみであり，単軟膏，ウィルソン軟膏に比べ吸水性を持つ.しかし酸化亜鉛の濃度は単軟膏のみ 10%の製剤を持ち，刺激性が少ない.また亜鉛華軟膏に比べ単軟膏はべとつきが少ない.洗浄の際には医用オリブ油を用いることで容易に除去できる.

⑤ 抗生物質含有軟膏

ⅰ）ゲンタマイシン硫酸塩

販売名：ゲンタシン®軟膏 0.1%

アミノグリコシド系抗生物質.経皮的吸収が少ないために副作用が少ない.グラム陽性球菌から陰性桿菌まで幅広いスペクトラムを有する.つまりブドウ球菌，レンサ球菌，緑膿菌など表在感染

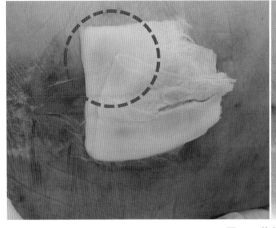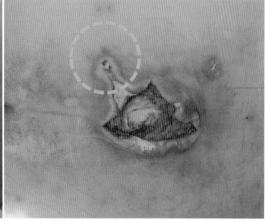

a | b

図 2. 仙骨部褥瘡

ポケット切開を行った後，精製白糖・ポビドンヨードを使用していたがガーゼに緑色膿の付着を認めた．
同部位のみへゲンタマイシン硫酸塩を塗布し，残りは処置継続とした．4日間の使用で緑色膿は消退した．

症の原因菌となり得る菌種である．これらの菌はゲンタマイシンへの耐性化が謳われてやまないが，薬剤の濃度を考慮すると耐性変異株の増殖を十分に抑制可能であるという報告もあり[9]，皮膚感染症に関しては非常に有用な軟膏であると考えられる．抗生物質含有軟膏において言えることであるが，漫然と使用することは避けたい．ただ，一般診療において感染を認めない，または感染予防が妥当と考えられない例にも漫然と処方され続けているため，ハードルを上げて使用すべきであろう．緑色膿を有する創部へも数日で改善を認める印象がある（図2）．

ⅱ）フシジン酸ナトリウム

販売名：フシジンレオ® 軟膏2%

タンパク合成阻害を行うことで効果を示す．グラム陽性菌に対して効力を持ち，中でもブドウ球菌，特に黄色ブドウ球菌に強い抗菌活性を持つ．ブドウ球菌の感染を強く疑う時には第一選択としたい．

ⅲ）クロラムフェニコール・フラジオマイシン硫酸塩

販売名：クロマイ®-P 軟膏

クロラムフェニコール＋フラジオマイシン硫酸塩＋プレドニゾロンと抗生剤2種＋ステロイドという合剤であるが主体は抗生剤である．経皮的吸収が高いため長期使用は注意したい．添付文書では潰瘍への使用は禁忌となっているがプレドニゾ

ロン含有によるものであろうか．フィブリン膜を有するような難治の潰瘍に効果を示すことをしばしば経験する[10]．

B．水溶性基剤（親水性基剤）

① ヨウ素製剤

ヨウ素製剤は現在ポビドンヨードゲル（イソジン®ゲル…など），精製白糖・ポビドンヨード（ユーパスタ…など），ヨウ素軟膏（ヨードコート®），カデキソマー・ヨウ素（カデックス®）の4種が市場に出ている．ヨウ素製剤はヨウ素の殺菌効果と吸水作用が特徴であるが，いずれも作用が異なる．

●殺菌効果

ヨウ素製剤の基本となるポビドンヨードはヨードチンキなどのヨウ素を用いた消毒薬がポビドンと併用することで毒性を低下させることから開発された．ヨウ素の殺菌作用の強さは放出されたI_2の濃度に比例すると言われ，Noda[11]らの報告ではカデックス®＞ヨードコート®＞ユーパスタ＞ユーパスタ後発品の順とされている．またカデックス®はユーパスタに比べI_2の放出性が9倍と高値を示している[12]．含有されるヨウ素の形態としてカデックス®はI_2として，ヨードコート®とユーパスタは$I_3^- \rightleftarrows I_2 + I^-$として存在している．カデックス®は$I_2$をビーズ上の担体内に含み$I_2$を徐放するため殺菌性に差が生じていると考えられる．イソジン®ゲルはユーパスタよりも殺菌性が高いとされている[13]．

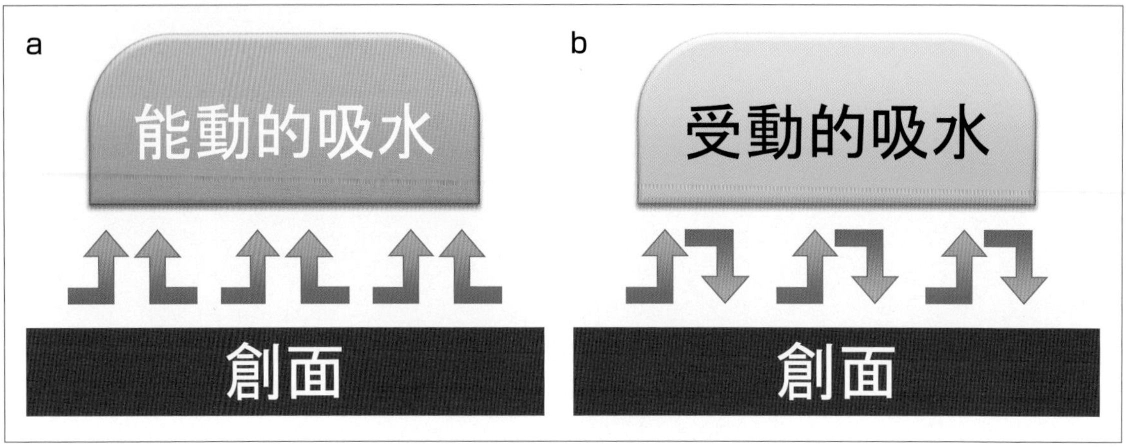

図 3. 能動的吸水および受動的吸水の基剤モデル
a：滲出液を減少させる（水溶性基剤）
b：滲出液を保持する（高分子・ゲル基剤）
（文献 14 より引用）

● 吸水作用

吸水には 2 つの挙動がある[14]（図 3）. 精製白糖・ポビドンヨードは水に溶けることで浸透圧を生じ積極的に吸水する「能動的吸水」作用を持ち，それに対しヨウ素軟膏とカデキソマー・ヨウ素は高分子を含んだゲル基剤であり，「受動的吸水」作用を持つ. これはある一定まで吸水した後，吸水能は定常状態となり水分保持性を示すものである. つまり積極的に吸水を行う「能動的吸水」と，吸水もするがある一定量まで達した後保湿へ転じる「受動的吸水」の 2 つであると考えられる.

吸水作用としては吸水速度を評価に用いるとユーパスタ＞ヨードコート®＞カデックス®＞イソジン®ゲルの順となる[11].

また，ヨウ素製剤は滲出液を吸収し殺菌するとポビドンヨードの持つ茶色から薄く脱色を示す特徴を持つ.

i）ポビドンヨードゲル

販売名：イソジン®ゲル 10％，ポピヨドン®ゲル 10％，ポビドンヨードゲル 10％

マクロゴールを基剤としているが，明らかな吸水性を示すわけではない. 精製白糖・ポビドンヨードよりも殺菌効果は高い[13]. イソジン製剤全てに共通であるがイソジンアレルギー患者や甲状腺異常患者への使用は控えるべきであり，長期使用により接触皮膚炎などを併発する可能性もある.

ii）精製白糖・ポビドンヨード

販売名：ユーパスタコーワ軟膏，イソジン®シュガーパスタ軟膏，ネグミン®シュガー軟膏，など

主剤である精製白糖による「能動的吸水」と創傷治癒作用とヨウ素による抗菌作用を持つ. 吸水作用により創面の浮腫を軽減するが，滲出液量がそれ程多くない場合には創面の乾燥につながるため注意を要する. 白糖は細菌の成長を阻害する創面の感染制御作用を持っており，MRSA を含む黄色ブドウ球菌のバイオフィルム形成を抑制する[15]. 創傷治癒作用としては表皮再生作用，血管新生作用，また線維芽細胞のコラーゲン合成を促進し良好な肉芽形成効果を示す. 後発品は先発品に比し吸水性が下がっている[11].

iii）ヨウ素軟膏

販売名：ヨードコート®軟膏 0.9％

マクロゴール基剤にポリアクリル酸カルメロース Na（CMC-Na）を添加剤として持ち，高分子であることで構造内へ水を拡散させ吸水する「受動的吸水」を行う. CMC-Na は構造内にヨウ素を含み吸水とともに徐放を行い，マクロゴールと共にゲル化する. ゲル化することにより処置時の軟膏の除去が容易である. また展延性がよいため，塗り拡げやすい.

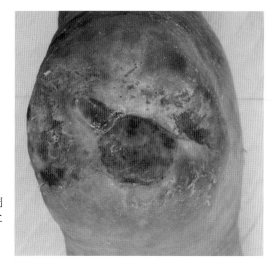

図 4.
踵部褥瘡
カデキソマー・ヨウ素の塗布量が多く周囲に接触皮膚炎に伴うびらんとヨウ素による茶褐色の沈着を認める.

iv）カデキソマー・ヨウ素

販売名：カデックス®軟膏0.9%

高分子ポリマーであるカデキソマーを添加剤としておりポリマービーズ表面から水が浸透することで吸水する．カデックスも吸水時にカデキソマーがヨウ素を徐放する．またカデキソマーは滲出液吸収・slough などの壊死組織の吸着も行い創面の清浄化を行う．*in vitro* の滲出液モデルではユーパスタ同様 MRSA に対し十分な殺菌効果を示すが，より短時間での殺菌が確認されている[16]．バイオフィルムを直接破壊するとされており，critical colonization に対しても有用と考えられる[17]．創部に滲出液を吸収したカデキソマーが残存することがあり，感染の温床となり得るため十分に洗浄が必要である．また他のヨウ素製剤にもみられることだが，カデキソマー・ヨウ素は特に創周囲の正常皮膚に色素沈着ないしは接触皮膚炎などを併発しやすい（図4）．処置のたびに周囲を白色ワセリンや皮膚保護剤などのスキンケア用品で保護することが望ましい．創面積×1/4(cm)で創部への塗布量を得る．他の剤形として軟膏分包と外用散がある．

② ブロメライン

販売名：ブロメライン軟膏5万単位

パイナップルに含まれるタンパク分解酵素から抽出され精製された高素材である．タンパク分解による化学的デブリードマンを行う．周囲皮膚をも傷害するためワセリンなどを土手となるべく保護剤として用い使用する．吸水性を持つため滲出液量が少ない場合にはガーゼなどをトップドレッシングとすると創面は乾燥傾向となるため注意を要する．

③ ブクラデシンナトリウム

販売名：アクトシン®軟膏3%

ブクラデシン（ジブチル cAMP）はセカンドメッセンジャーである cAMP の誘導体であり，細胞膜を透過し細胞内で cAMP となり局所血流改善，血管内皮細胞増殖促進による血管新生促進，線維芽細胞増殖促進による肉芽形成促進，表皮細胞遊走・増殖促進による表皮形成促進など創傷治癒に作用する．佐藤ら[18]はこの中で再上皮化に最も寄与していると考えた．また，基剤であるマクロゴールにより吸水性を持つため滲出液の多い創面に有効である．ジブチル cAMP の安定性を保つため10℃以下の冷所保存となる．

C．乳剤性基剤

① スルファジアジン銀

販売名：ゲーベン®クリーム1%

サルファ剤であるスルファジアジンと銀の合剤であるスルファジアジン銀が主剤となっている．スルファジアジンはサルファ剤としての葉酸の合成阻害の作用により菌の増殖を抑制し，銀が細胞膜，細胞壁に作用し抗菌作用を示す．細菌に対し選択的に障害作用を持つ．緑膿菌，黄色ブドウ球菌をはじめとした細菌や真菌にも抗菌作用がありMRSA のバイオフィルム形成をも抑制する[19]．ポ

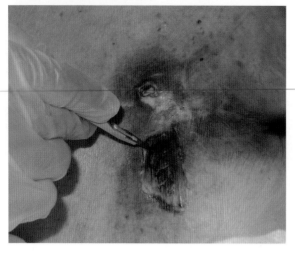

図 5.
仙骨部褥瘡
黒色期の滲出液量の少ない乾燥した壊死組織. スルファジアジン銀を塗布する際にメスで切開を加え浸軟しやすくさせた.

ビドンヨードによる消毒を用いた後, またはヨウ素製剤との併用により効力低下を示すため, 注意を要する. また乳剤性基剤の補水作用から壊死組織を浸軟させ自己融解を促進させる. 硬い壊死組織に用いる場合には格子状に切開を加えてから使用すると効果的である(図5).

② トレチノイントコフェリル

販売名: オルセノン® 軟膏 0.25%

トレチノイントコフェリルはビタミン A 誘導体であるトレチノンとビタミン E 誘導体のトコフェリルが主剤となっている. トレチノンはレチノイドとして核内受容体に結合し真皮細胞を分化誘導させ, 細胞増殖作用により創傷治癒を促進させる. トコフェリルは抗酸化作用を持ち壊死組織や感染組織による酸化を抑制する. 具体的には線維芽細胞の増殖やコラーゲンなど結合織の代謝活性を促進することで肉芽形成や血管新生の促進を行う. 主体は肉芽形成であるが補水作用が強く肉芽の過形成や創面の過湿潤をきたし感染に至ることもあるため注意が必要である.

③ リゾチーム塩酸塩

販売名: リフラップ® 軟膏 5%

主剤はリゾチーム塩酸塩である. リゾチームは溶菌作用を示す酵素用物質として発見され, リゾチーム塩酸塩の組織修復作用, 瘢痕形成作用などに着目し軟膏として開発された. 乳剤性基剤であるが W/O 型であり軟膏の形態をとり, 水分含有

率は他に比し低く補水というよりも保湿という印象である. 表皮細胞や線維芽細胞の増殖促進作用により上皮化, 創収縮を得る[20]. 卵白由来のタンパク質より抽出されているため卵白アレルギー患者には禁忌である.

D. その他

① トラフェルミン

販売名: フィブラスト® スプレー500, 200

ヒト由来の塩基性線維芽細胞成長因子(bFGF: basic fibroblast growth factor)を用いたスプレータイプの製剤である. 血管内皮細胞, 線維芽細胞, 表皮細胞の各 FGF 受容体に作用し, 血管新生, 線維芽細胞の遊走・増殖による肉芽形成, 表皮細胞の遊走・増殖から創傷治癒を促進させる. 溶解後は冷所保存し2週間以内の使用期限となっている. 最大径6cm以内の創部へ対し創面から5cm離し5噴霧(30μg)を行う. 接触後30秒で吸着されるため残存する液体成分は拭っても構わない. 1日1回の処置で十分である. 500μg製剤は約16回分(1回を5噴霧とする)であり1本でA4用紙1枚分と言われている. 単独使用では湿潤環境を維持しにくいため, 他の外用薬や創傷被覆材との併用が望ましい. 深い創やポケット内へはベスキチンW-Aを用いて吸着させた後, 再放出させる手法もある[21].

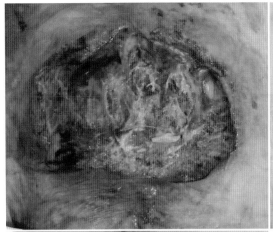
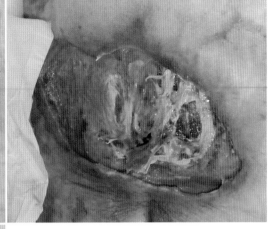
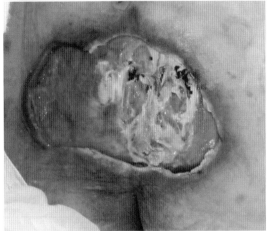

a | b
c

図 6.
仙骨部褥瘡
転院時に a に示すように腱・靭帯の壊死を認め，
ヨードホルムガーゼの適応と考えた．使用 14 日目
(b)，21 日目(c)の経過である．壊死組織がデブリー
ドマンされていることがわかる．肉芽上へは精製白
糖・ポビドンヨードを用いた．

② ヨードホルム

販売名：ヨードホルムガーゼ(ヨシダヨードホ
ルムガーゼ，ハクゾウヨードホルムガーゼ)

　ヨードホルムガーゼは外皮用殺菌消毒剤であ
る．ヨードホルムそのものには殺菌作用はなく，
血液や分泌液に溶けて分解してヨウ素を分解して
ヨウ素を遊離し殺菌作用を示す．また腱や靭帯に
多く分布する I 型コラーゲンを単量化する作用を
持ち，壊死組織除去作用を持つ[22]（図 6）．創面に
フィブリン膜が付着しているような場合には殺菌
消毒作用によって清浄化され除去されることがあ
る．副作用には意識障害を呈するヨードホルム中
毒がある．古田は日本人高齢者の体格であれば 1
日最大量を 1 g（ガーゼ 1 枚（30×30 cm）中 0.33 g
として 3 枚分）までとしている[23]．しかし，自験例
も含め少量使用でも起こり得ることが報告されて
いる[24]．褥瘡患者は高齢者が多いため症状が明ら
かにならない，または他の要因による意識障害に

マスキングされてしまうことがある．使用患者に
おいて意識障害が認められた場合には除外診断の
意味も込めてヨードホルムガーゼ中止と血中・尿
中ヨウ素濃度の測定が必要であると考える．

2．創傷被覆材

　創傷被覆材は日本褥瘡学会の用語集では古典的
ドレッシング材であるガーゼなどと異なり「湿潤
環境を維持して創傷治癒に最適な環境を提供する
医療材料であり，創傷の状態や滲出液の量によっ
て使い分ける必要があり，創傷を被覆することに
より湿潤環境を維持して創傷治癒に最適な環境を
提供するもの」とされている．現在多くの創傷被
覆材が販売されているがその殆どのものが湿潤環
境を形成するための作用を持つ．また保険償還上
の区分で真皮に至る創傷用，皮下組織に至る創傷
用，筋・骨に至る創傷用と分けられている．褥瘡
は深さによって治癒過程が異なることも踏まえ
て，これらより創傷被覆材の選択には「滲出液量」

つまり「被覆材の吸水力」と「深さ（形状）」を主軸に考え，炎症所見や出血の有無なども踏まえた上の判断が適切である．使用材料に分けて紹介する．

① ポリウレタンフィルム

販売名：オプサイト®，テガダーム™，パーミエイド®…など

ポリウレタンフィルムは保険償還される創傷被覆材ではなく医療衛生材料であるが，単独で使用することもあれば創傷被覆材と併用することもある．創の密封や閉鎖，保護を目的とする．主な使用方法としては便汚染などの汚染を防ぐ目的でトップドレッシングとして使用されることが多い．透明あるいは半透明の構造であり，外部からの観察が可能である．急性期などの浅い褥瘡に対し直接貼付することがあるが，その場合の治療的意義としてはあくまでも「保護」と「創面の観察」である．

② ハイドロジェル

販売名：グラニュゲル®，イントラサイト®，ビューゲル®

親水性ポリマー，精製水を主体とした水分含有量が高いため補水効果のある創傷被覆材である．ジェル状のグラニュゲル®，イントラサイト®は皮下組織に至る創傷用であり，その水分量から壊死組織を水分で軟化させ自己融解を促進させる．当然，感染した創部へは使用できず，黄色期から赤色期へ移行する際に壊死組織が妨げとなっている創部への使用が望ましい．シート状のビューゲル®は真皮に至る創傷用であり，水分を80％含有しており湿潤環境の維持ならびに冷却作用による疼痛を緩和する．ジェル状はその形状から様々な創面に対応できる．

③ ハイドロコロイド

販売名：デュオアクティブ® ET，バイオヘッシブ® Ag ライト…など（真皮に至る創傷用），デュオアクティブ® CGF，コムフィール®…など（皮下に至る創傷用）

親水性ポリマーが吸水性，疎水性ポリマーが粘着性を示す．親水性ポリマーが滲出液を吸水する

ことでゲル化し，湿潤環境を維持する．外層はポリウレタンフィルムが用いられており，細菌や汚染，水分の侵入を防ぐ．密閉環境で大気中の酸素を得られず低酸素状態となることで代償的に血管新生が促進され肉芽増殖を促進する．あくまでも湿潤環境を保つもので吸水力はそこまで高くないため滲出液の多い層には不向きであり，創縁の浸軟に注意が必要である．交換のタイミングを逸しないよう日々観察は必要である．また固着性が強く皮膚剝離刺激があるために剝離時には注意が必要である．創縁より 3 cm 以上大きくカットし使用する．

④ ポリウレタンフォーム

販売名：ハイドロサイト® 各種，メピレックス® 各種，バイアテン® 各種，キュティメド® 各種，ウルゴチュール® 各種

各社から真皮に至る創傷用と皮下に至る創傷用や銀含有などの特徴を出した多くの種類が展開されている．いずれも創面に接する層，親水性ポリマーからなる吸水層，外層の3層構造からなる（ハイドロサイト薄型は2層）．創面に接する層には非固着性のものと粘着性のもの，ソフトシリコーンによる自着性を示すものがある．自着性を持つものはいずれも創面，皮膚に優しい工夫が凝らされている．吸水層にも各社工夫がありハイドロサイト® シリーズは吸水力の高い高親水性ポリマー（PEG）を含有，メピレックス® ボーダーシリーズは5層構造により高い吸収性を持ち，バイアテン® シリーズは 3D ポリマー構造を持ち滲出液を垂直方向へ吸着する特徴を持つ．バイアテンシリーズは特に周囲皮膚の浸軟を防いでいる印象がある．ハイドロサイト® には吸収層を3層構造とし吸収力を1.6倍とし更にクッション性を増しズレ応力を低減させたハイドロサイト® ライフがある．バイアテン® は滲出液を吸収した後にポリマーが膨潤し創面へ追従する．いずれも自重の10〜18倍の吸水力を持つ．各社ともに圧迫によっても滲出液の創面への後戻りは見られない．

⑤ **ハイドロポリマー（ハイドロファイバー）**

販売名：ティエール

接触面であるハイドロポリマー・吸収パッドが滲出液を吸収し膨潤し、創面へ追従し、不織布吸収シート内の高吸収ファイバーが滲出液を取り込み、ポリウレタンカバーフォームを通して蒸散される。少量から中等量の滲出液を吸収する。ポリウレタンゲルを用いた粘着により皮膚に優しい。

⑥ **親水性ファイバー（アルギン酸塩）**

販売名：ソーブサン®、カルトスタット®、アルゴダームトリオニック®、アルジサイト銀

海藻由来のアルギン酸カルシウム塩を主成分としている。不織布やフェルト状に形成されている。滲出液を吸収しゲル化することで密閉することなく創面に湿潤環境をもたらし、自重の約20倍の吸収力がある。滲出液中のナトリウムイオンと接触しゲル化する際にカルシウムイオンを放出しゲルに血小板が吸引・凝集させるため止血効果を認める。アルジサイト銀は唯一の銀製剤である。フェルト状のアルゴダームトリオニック®以外は除去の際に残渣を残しやすい傾向がある。

⑦ **親水性ファイバー（ハイドロファイバー®）**

販売名：アクアセル®、アクアセル® Ag、アクアセル® Ag Extra…など

アクアセルシリーズ。繊維状のCMC-Naからなるアクアセルとナトリウムイオンを銀イオンに置き換えたアクアセルAgを中心としたラインナップになっている。滲出液を吸収し蛋白と細菌をゲル内に閉じ込めゲル化し湿潤環境を作り、アクアセルAgは銀を徐放し抗菌作用をもち感染創や不顕性感染創への使用も可能となっている。自重の約30倍の吸収力、アルギン酸塩の約2倍の水分保持力があり、水分を繊維の縦方向に吸収し横方向への広がりを抑えるため総周囲の健常皮膚の浸軟を防ぐ。ゲルは崩れにくく残渣を残さずに除去が可能である。真皮に至る創傷用のAg Burn、ステッチ加工を施し2枚重ねにより吸引力を1.5倍としたAg Extra、リボン状にステッチ加工を施したAg強化型、ハイドロコロイドにより固着

するサージカル、シリコーンにより固着するフォーム、Agフォームと展開されている。

⑧ **親水性フォーム（キチン）**

販売名：ベスキチンW（SP）、ベスキチンW-A、ベスキチンF

カニの甲羅より抽出したムコ多糖類であるキチンを主成分としている。Wは和紙状、W-Aはフリース状、Fはスポンジ状に加工されており、それぞれ真皮、皮下、筋・骨に至る創傷用と住み分けがなされている。自重の約25倍の吸水性とともに細菌の吸着除去作用がある。Wは真皮に至る創傷用であり止血効果を持つため分層採皮創へ使用されることが多い。甲殻類由来であるがタンパク質は除去されているために甲殻アレルギー患者に対しては「注意して使用可」とされている。

以上の外用薬・創傷被覆材を2学会のガイドラインをもとに急性期、また慢性期においてはTIMEとmoist wound healingに基づきDESIGN-R®とクロスオーバーさせ解説を行い、急性期および慢性期の浅い褥瘡を表3に、慢性期の各病期における褥瘡を表5にまとめた（表3,5）。日本褥瘡学会の作成した褥瘡予防・管理ガイドラインは医師のみならず多職種を対象としたガイドラインであり予防やケアを重視した内容であるが、日本皮膚科学会の作成した褥瘡診療ガイドラインは皮膚科医師を対象としたものであり、より治療に重点を置いたガイドラインとなっている。また診療ガイドラインは黒色期・黄色期ではTIMEによるWBPを、赤色期・白色期ではmoist wound healingを、予防・管理ガイドラインはDESIGN-R®を治療コンセプトとしている違いもある。

急性期〜慢性期の浅い褥瘡への使い方（表3）

A. 急性期

急性期において急性炎症反応により発赤、水疱、びらん、浅い潰瘍など様々に創部は日々変化する。一度浅い褥瘡と考えられてもDTIとなり深い褥瘡となることもある。つまり急性期褥瘡の治

表 3. 診療ガイドラインと予防・管理ガイドラインをもとにした急性期と浅い褥瘡に用いる外用薬と創傷被覆材

		日本褥瘡学会 褥瘡予防・管理ガイドライン第4版	日本皮膚科学会 褥瘡診療ガイドライン第2版
急性期		酸化亜鉛, ジメチルイソプロピルアズレン, 白色ワセリンのような創面保護効果の高い親油性基剤軟膏(C1) 潰瘍などに感染を合併した場合にはスルファジアジン銀(C1)	左記同様の親油性基剤軟膏(1D) 感染予防にスルファジアジン銀(1D), 短期間なら抗生物質含有軟膏(2D)
		毎日の観察 創面保護目的にポリウレタンフィルムや創面の視認性の良い真皮に至る創傷用の創傷被覆材(C1)	ポリウレタンフィルム(1D) ハイドロコロイド(1D)
急性期 DTI		毎日の観察 創面保護効果の高い親油性基剤軟膏(C1)	創面保護効果の高い親油性基剤軟膏(C1)
		毎日の観察 創面保護目的にポリウレタンフィルムや創面の視認性の良い真皮に至る創傷用の創傷被覆材(C1)	局所の減圧, 全身状態と病変を慎重に観察 ポリウレタンフィルム(1D) 半透明のハイドロコロイド(1D)
慢性期 浅い褥瘡	発赤・紫斑	創面保護 創面保護効果の高い親油性基剤軟膏(C1)	酸化亜鉛, ジメチルイソプロピルアズレン, 白色ワセリンのような創面保護効果の高い親油性基剤軟膏(1D)
		創面保護目的にポリウレタンフィルム(C1) 創面の視認性の良い真皮に至る創傷用の創傷被覆材(C1)	短期間なら抗生物質含有軟膏(1D) ブクラデシンナトリウム, アロプロスタジルアルファデクスなどの肉芽形成促進薬(1D)
	水疱	創面保護 創面保護効果の高い親油性基剤軟膏(C1)	
		創面保護目的にポリウレタンフィルムや創面の視認性の良い真皮に至る創傷用の創傷被覆材(C1)	ハイドロコロイド(1A) ハイドロジェル(1B) ポリウレタンフォーム(1B) キチン(1C)
	びらん 浅い潰瘍	創面保護効果の高い親油性基剤軟膏(C1) 上皮形成促進を期待してアルプロスタジルアルファデクス, ブクラデシンナトリウム, リゾチーム塩酸塩(C1)	
		ハイドロコロイド(B)	

※各項目において上段を外用薬, 下段を創傷被覆材とした.

療としてはこれらの刻一刻と変化する創部をこれ以上悪化させないようにするためには, 褥瘡周囲環境の調整や発生要因の除去, 栄養状態の改善などに努め, 創面の十分な観察と創部環境を保つべく創面保護を行う.

外用薬としては創面保護を目的に親油性基剤の軟膏が使用される. 変化の早い創面には薬効を求めるよりも湿潤環境の維持が第一であるため, 薬価の低い軟膏を用いコストを抑える[25](表4). 創傷被覆材としては創面観察が可能なポリウレタンフィルムやハイドロコロイドの内でも半透明のものなどが使用される.

B. 慢性期の浅い褥瘡

急性期から慢性期に移行しても真皮までの褥瘡にとどまる場合が浅い褥瘡であり, 発赤・水疱・びらん・浅い潰瘍を指す. 予防・管理ガイドラインではそれぞれへ対応策を記しているが診療ガイドラインでは一括されている(表3). 治療の基本は急性期同様に発生要因の除去などであり, 創面

の保護が重要である.

① 発赤・紫斑

発赤としているが, 硝子圧迫法にて消退しないものを指しているため紅斑というよりも紫斑に近い状態である. 紅斑とは真皮乳頭〜乳頭下層での毛細血管拡張, 充血であり紫斑は血管外漏出したものであるため, 紫斑に近い状態と考えると急性期に置いては真皮レベルでの損傷の早期病変と考えてもよい[4]. ただ, 急性期から持続する発赤は表皮下の損傷が明らかとならない状態であるため, 更に進行しないか日々の観察が第一であり除圧など褥瘡周囲環境の是正が重要である.

② 水 疱

ズレ応力により表皮と真皮の間に離断を生じ発生する. ポジショニング, 背抜きなどの予防策を講じる必要がある. 予防・管理ガイドラインでは創面保護目的(摩擦・ずれからの保護目的)にポリウレタンフィルムなどの使用を推奨しているが, 剥離時に水疱蓋が破膜されびらんとなることもあ

表 4. 親油性基剤軟膏の薬価

一般名	薬価
白色ワセリン	20.50〜23.80/10 g
ジメチルイソプロピルアズレン	27.40/10 g
アルプロスタジルアルファデクス	48.70/g
酸化亜鉛	20.60〜33.30/10 g
ゲンタマイシン硫酸塩	7.10〜11.30/g
フシジン酸ナトリウム	17.60/g
クロラムフェニコール・フラジオマイシン硫酸塩	21.40〜32.40/g

（文献 25 より引用）

るため，親油性基剤軟膏を塗布後にポリウレタンフィルムを貼付しても構わない．原則的には水疱は温存して治療するとされているが，水疱内容液を穿刺・吸引し保護することもある．特に緊満している場合や巨大であり下垂しているような場合には積極的に穿刺を行う．

③びらん・浅い潰瘍

炎症が起きた部位にズレ応力が加わることによって生じる．びらんとは欠損が表皮基底層までにとどまるものであり，真皮に達するものを潰瘍と言う．いずれにおいても moist wound healing が中心となるため湿潤環境の維持が重要である．浅い潰瘍までであれば壊死組織を認めたとしても真皮の壊死であり，壊死組織除去を積極的に行わずとも脱落することがある．スルファジアジン銀やブロメライン，カデキソマー・ヨウ素，ハイドロジェルなどを用いても構わない．

TIME と moist wound healing に基づいた慢性期褥瘡への使い方と DESIGN-R®（表5）

TIME においては T→I/M→E の順に，DESIGN-R® においては N，G，S の順に考えていき，E，I，P については何れの病期においても適宜対応する，とされている[5]．先述の通り何れのガイドラインは治療コンセプトが異なるが，ここでは TIME/moist wound healing においての解説をした上で DESIGN-R® の各項目にあてはめ，両ガイドラインに基づいた治療の選択を表にまとめて付す（表5）．

① T；Tissue non-viable or deficient（壊死組織・不活化した組織）

T はいかに壊死組織を除去するか，デブリードマンを行うかであり，病期においては黒色期と黄色期（と一部の赤色期）に相当する．DESIGN-R® においては N→n（壊死組織の除去）であり，E→e（滲出液の制御）にも一部リンクする．基本は外科的デブリードマンであり，黒色期においては感染徴候を認める場合は積極的に外科的治療を行う．感染徴候がない場合，滲出液量が少なければスルファジアジン銀やハイドロジェルを用いた自己融解デブリードマン，創面が乾燥していなければブロメラインを用いた化学的デブリードマンを行う．踵部褥瘡においては積極的なデブリードマンにより容易に骨露出まで至るため，精製白糖・ポビドンヨードを用いて分界を行う．

黄色期においても滲出液量が少なければスルファジアジン銀を用いる．直接的なデブリードマンではないが，滲出液量が多ければ精製白糖・ポビドンヨード，カデキソマー・ヨウ素，ヨウ素軟膏といったヨウ素製剤やデキストラノマーを用いデブリードマンを補助する．また靭帯や腱に多く含まれる I 型コラーゲンの単量化による効果を期待しヨードホルムを用いる．真皮にも I 型コラーゲンは含まれるが腱などに比べれば含有率は低く効果に時間がかかる[26]．

創傷被覆材としてハイドロジェル以外には，壊死組織の自己融解を促すべくハイドロファイバーやアルギン酸塩を用いることがある．

② I；Infection or Inflammation（感染・炎症）

Iは黒色期，黄色期，赤色期（と白色期の一部）に相当する．DESIGN-R®においてはI→i（感染の制御）であり，G→g（肉芽形成の促進），N→nにもリンクする．局所の感染に対する外用薬としてはヨウ素製剤とスルファジアジン銀，ヨードホルムがある．当然滲出液量に応じて使い分けることが望ましい．抗生剤含有軟膏に関しては長期使用することが多く菌交代現象を起こす可能性があるため使用を勧めないとあるが[6]，もちろん短期的に目標とする菌叢を殺菌する目的には使用しても構わない．

創傷被覆材としては銀含有の被覆材である，銀含有ハイドロファイバー，銀含有アルギン酸塩，銀含有ポリウレタンフォーム（ソフトシリコーン・ポリウレタンフォーム）がある．これも滲出液量に応じてであるが，材形も考慮すると銀含有ハイドロファイバーと銀含有アルギン酸塩が使い易い．赤色期や白色期においては平面に近い創面となる為固着性を有する銀含有ポリウレタンフォーム（ソフトシリコーン・ポリウレタンフォーム）や銀含有ハイドロコロイドも適応となるであろう．ただあくまでも感染の治療は抗生剤の全身投与や局所への外用薬による治療であるので創傷被覆材の使用には注意を要する．

Critical colonizationに対しては予防・管理ガイドラインにおいてカデキソマー・ヨウ素，スルファジアジン銀，精製白糖・ポビドンヨード，銀含有ハイドロファイバー，銀含有アルギン酸塩を推奨している．

③ M；Moisture imbalance（湿潤環境の不均衡）

Mは主に黄色期以降に相当する．DESIGN-R®においてはE→eであり，S→s（創の縮小），G→g，N→nにもリンクする．慢性創傷において滲出液は急性創傷の滲出液と異なりTGF-α, β, IL-6などといった細胞増殖を促進する様々なサイトカインや増殖因子などが少なく創傷治癒を阻害するような活性化したMMPやプロテアーゼが多く含まれる．質的改善は難しいため量的改善をすべく治療を行う．

滲出液量が少ない場合には創面は乾燥し，多い場合には壊死組織は感染を助長させ，肉芽は浮腫状となり創縁は浸軟し上皮化を遅延させる．適切な湿潤環境のバランスを取るため滲出液の量と壊死組織の有無によって外用薬と創傷被覆材を選択する．つまりE→e，N→nである．表5のEの欄においては壊死組織がある場合を黒色期・黄色期，ない場合を赤色期・白色期とした．滲出液量が少ない場合については診療ガイドラインをもとに表5においては※を付して併記した．DESIGN-R®では滲出液の制御というアセスメントであり，滲出液が少ない場合のアセスメントはTIMEでしか行えない．壊死組織がある場合の選択はほぼT（表5　Nの欄）に準ずる．壊死組織がない場合，つまり赤色期・白色期はmoist wound healingを目的とする時期であり滲出液量が少なく創面が乾燥気味な場合にはトレチノイントコフェリル，滲出液量が適切な場合には保護目的に親油性基剤軟膏を中心に，滲出液量が過剰な場合にはブクラデシンナトリウムを用いる．創傷被覆材においても少ない場合はハイドロジェル，適切な場合はハイドロコロイドをはじめとしたもの，過剰な場合は吸水力の高い親水ファイバー系を用い均衡を保つ．

S→s，G→gにおいてはmoist wound healingを行うため本項でのM（E→e）の赤色期・白色期に準じた選択となっている．診療ガイドラインには記載がないため予防・管理ガイドラインを参考とした．S→sでは上皮化作用をもつ外用薬を，G→gでは肉芽形成促進作用をもつ外用薬を選択している．いずれにおいても精製白糖・ポビドンヨードは推奨度Bとなっているが，創面を乾燥させる傾向があるため漫然と使用しないよう注意したい．創傷被覆材に関しては両ガイドラインのMとE→eにほぼ一致している．

表 5. 診療ガイドラインと予防・管理ガイドラインをもとにした DESIGN-R® とそれに対応する TIME 理論から考える各病期における用いる外用薬，創傷被覆材

DESIGN-R	TIME	黒色期 T/I/M	黄色期 T/I/M/E	赤色期 T/I/M	白色期 M
D		D			
E	**T/M**	**E→e**			
		精製白糖・ポビドンヨード，カデキソマー・ヨウ素，ヨウ素軟膏，デキストラノマー(C1) ※滲出液が少ない場合 スルファジアジン銀，白色ワセリン，酸化亜鉛，ジメチルイソプロピルアズレンなどの親油性軟膏		(壊死組織が残存する場合は左記) ブクラデシンナトリウム ※滲出液が適正〜少ない場合 トレチノイントコフェリル，トラフェルミン，アロプロスタジルアルファデクス，リゾチーム塩酸塩，白色ワセリン，酸化亜鉛，ジメチルイソプロピルアズレンなどの親油性軟膏	
		(銀含有製材を含む)アルギン酸塩，ポリウレタンフォーム，ハイドロファイバーキチン，ソフトシリコーン・ポリウレタンフォーム ※滲出液が少ない場合 ハイドロジェル		アルギン酸塩(銀含有を含む)，キチン，ハイドロファイバー(銀含有を含む)(予防・管理ガイドラインのみ) ※滲出液が適正〜少ない場合 ハイドロコロイド，ハイドロジェル，ハイドロポリマー，ポリウレタンフォーム(銀含有を含む)，ソフトシリコーン・ポリウレタンフォーム，(薄型ポリウレタンフォーム)	
S	**M**	S	S	**S→s**	
				アルクロキサ®軟膏，アルプロスタジルアルファデクス，トラフェルミン，ブクラデシンナトリウム，精製白糖・ポビドンヨード，酸化亜鉛，ジメチルイソプロピルアズレン，ソルコセリル®軟膏，リゾチーム塩酸塩	
				滲出液が多い場合 銀含有ハイドロファイバー，アルギン酸塩(銀含有を含む)，キチン，ハイドロファイバー，ハイドロコロイド・ハイドロファイバー 滲出液が適正〜少ない場合 ハイドロコロイド，ハイドロジェル，ハイドロポリマー，ポリウレタンフォーム(銀含有を含む)，ソフトシリコーン・ポリウレタンフォーム，	
I	**I/M**	**I→i**			
		カデキソマー・ヨウ素，スルファジアジン銀，精製白糖・ポビドンヨード，ポビドンヨードゲル，ヨウ素軟膏，ヨードホルム，(抗生剤含有軟膏(短期間であれば)(2A))			
		銀含有ハイドロファイバー(C1)，銀含有アルギン酸塩(C1)，銀含有ポリウレタンフォーム			
G	**I/M**	G		**G→g**	
				アルクロキサ®軟膏，トラフェルミン，トレチノイントコフェリル，精製白糖・ポビドンヨード，アルプロスタジルアルファデクス，ブクラデシンナトリウム，リゾチーム塩酸塩	
				滲出液が多い場合 アルギン酸塩(銀含有を含む)，ハイドロファイバー(銀含有を含む)，キチン，ハイドロコロイド・ハイドロファイバー 滲出液が適正〜少ない場合 ハイドロコロイド，ハイドロポリマー，ポリウレタンフォーム，ソフトシリコーン・ポリウレタンフォーム，	
N	**T/I/M**	**N→n**			n0
		湿潤した壊死組織 カデキソマー・ヨウ素(C1)，デキストラノマー(C1)，ヨードホルム，ブロメライン，精製白糖・ポビドンヨード(予防・管理ガイドラインのみ) 乾燥した壊死組織 スルファジアジン銀			
		乾燥した壊死組織 ハイドロジェル(C1)			
P	**E**	**P→p**			
		壊死組織が残存する場合はまず創面の清浄化を図る	ポケット内に滲出液の多い創面 精製白糖・ポビドンヨード(C1) ポケット内に滲出液の少ない創面 トラフェルミン，トレチノイントコフェリル アルギン酸塩(銀含有を含む)，ハイドロファイバー(銀含有を含む)		

※診療ガイドラインにおいてエビデンスの強さが A を青字下線，B を下線，C 以下に関しては強調なしの記載とした．
※予防・管理ガイドラインにおいては殆どが C1(根拠は限られているが行ってもよい)であり，B(根拠があり行うよう勧められる)をわずかに認める．B に関しては診療ガイドラインの A とほぼ相関しているため青字下線とする．診療ガイドラインにおいて A であるが予防・管理ガイドラインにおいて C1 の場合は(C1)と付す．
※フラジオマイシン硫酸塩・結晶トリプシンについては製造・販売中止となったため記載しなかった．
※アルミニウムクロロヒドロキシアラントイネートと幼牛血液抽出物は本稿で扱わなかったため商品名であるアルクロキサ®軟膏とソルコセリル®軟膏とした．

④ E：Edge of wound—non advancing or undermined epidermal margin（創縁の治癒遅延・表皮の巻き込み）

E はいわゆる病的創縁とポケットの存在であり，黄色期（から赤色期の一部）に問題となる．DESIGN-R® においてはP→p（ポケットの解消）である．基本的にはポケット切除，切開，創縁の新鮮化など外科的治療が治療の第一選択であり，外用薬・創傷被覆材を用いる場合には壊死組織の清浄化を行った上で選択していく．

まとめ

褥瘡において外用薬と創傷被覆材を使うにあたり，それぞれの特性を知らずには使い分けは難しい．また，褥瘡や難治性潰瘍に興味がなくとも外用薬と創傷被覆材は形成外科医として術前・術後のWBPを行う上で重要なツールであり避けては通れないものである．ただ漫然と使い続けたり間違った認識で使うことのないよう，基本から見直し治療にあたることができればと考えた．現在，この2種に関しては先達が非常に素晴らしい書籍を多く出版しており，これを期に興味を持って頂ければ幸いである．

参考文献

1) Schultz, G. S., et al.：Wound bed preparation：a systematic approach to wound management. Wound Repair Regen. **11**(2)：S1-S28, 2003.
2) Leaper, D. J., et al.：Extending the TIME concept：what have we learned in the past 10 years?. Int Wound J. **9**(Suppl 2)：1-19, 2012.
3) 福井基成：褥瘡治療を始めるにあたって 褥瘡の分類．エキスパートナース MOOK16 最新褥瘡治療マニュアル．福井基成編．14-19, 照林社, 1993.
4) 福井基成：【高齢者と褥瘡 予防とケアの技法】急性期褥瘡の局所治療. Geriatric Medicine. **40**：1039-1043, 2002.
5) 門野岳史ほか：褥瘡予防・管理ガイドライン（第4版）．褥瘡会誌．**17**：487-557, 2015.
6) 藤原 浩ほか：創傷・褥瘡・熱傷ガイドライン—2：褥瘡診療ガイドライン．日皮会誌．**127**：1689-1744, 2017.
7) 関根祐介：【ドレッシング材の選び方と使い方2018】Part 3. 実践！ドレッシング材の使い方（総説1）ドレッシング材の使い方① 外用薬との使い分け. J Visual Dermatol. **17**：652-656, 2018.
8) 古田勝経：褥瘡治療薬 外用薬の選び方・使い方．褥瘡会誌．**11**：92-100, 2009.
9) 岩木真生ほか：皮膚感染症関連菌に対するゲンタマイシンの抗菌力と突然変異耐性菌出現頻度．薬学雑誌．**131**：1653-1659, 2011.
10) 水原章浩ほか：クリティカル・コロナイゼーションを呈する褥瘡とその治療．褥瘡会誌．**13**：600-605, 2011.
11) Noda, Y., Fujii, S.：Critical role of water diffusion into matrix in external use iodine preparations. Int J Pharm. **394**：85-91, 2010.
12) Noda, Y.：Critical evaluation of cadexomer-iodine ointment and povidone-iodine sugar ointment. Int J Pharm. **372**：85-90, 2011.
13) 白石 正ほか：MRSA および緑膿菌に対するユーパスタ®の殺菌効果．薬理と治療．**20**：2455-2458, 1992.
14) 野田康弘：外用薬の創面薬理学：基剤の「能動的吸水」と「受動的吸水」．褥瘡会誌．**13**：24-28, 2011.
15) 山崎 修ほか：黄色ブドウ球菌のバイオフィルムに対する白糖・ポビドンヨード配合軟膏（ユーパスタ®）の効果．Ther Res. **23**：1619-1622, 2002.
16) 黒崎美保ほか：カデックス軟膏0.9％の殺菌作用およびヨウ素放出性について．薬理と治療．**29**：839-847, 2001.
17) Akiyama, H., et al.：Assessment of cadexomer iodine against *Staphylococcus aureus* biofilm *in vivo* and *in vitro* using confocal laser scanning microscopy. J Dermatol. **31**：529-534, 2004.
18) 佐藤伸一ほか：細胞接着分子欠損マウスにおける創傷治癒遅延に対するブクラデシンナトリウムの効果．臨床と研究．**79**：159-163, 2002.
19) 田尻豊和ほか：MRSA 形成のバイオフィルムに対するスルファジアジン銀の殺菌効果．福岡大医紀．**42**：119-129, 2015.
20) 吉田哲憲ほか：各種皮膚潰瘍に対するリフラップ軟膏®の使用経験．基礎と臨床．**23**：5559-5565, 1989.
21) 古田勝経ほか：ドレッシング材を用いた褥瘡ポケットへのbFGF投与法の検討．褥瘡会誌．**8**：177-182, 2006.

22) Mizokami, F., et al.：Iodoform Gauze Removes Necrotic Tissue from Pressure Ulcer Wounds by Fibrinolytic Activity. Biol Pharm Bull. **35**：1048-1053, 2012.

23) 古田勝経：【褥瘡で外用剤を使いこなす 基剤の特性を考慮した皮膚外用療法の実践】褥瘡に対する皮膚外用療法のキホン！ 褥瘡に用いる外用剤の種類と特徴. 薬局. **66**：55-61, 2015.

24) 岡本敬司：少量のヨードホルムガーゼ使用で染毛を来した脊髄梗塞後の褥瘡患者の一例. 心身医学. **54**：965, 2014.

25) 厚生労働省：薬価基準収載品目リスト及び後発医薬品に関する情報について, 令和 1 年 10 月 1 日 https://www.mhlw.go.jp/topics/2019/08/tp20190819-01.html

26) 古田勝経：Lesson 1 ヨードホルムガーゼの特徴と使い方. 第 4 章-1 外科的処置の重要性とヨードホルムガーゼの効用・ユーパスタ軟膏の再評価を学ぶ. 外用剤の特性に基づいた褥瘡外用療法のキホン. 宮地良樹編. **167**, 南山堂, 2016.

PEPARS No.157：28-36, 2020

◆特集／褥瘡治療のアップデート

褥瘡の抗菌薬

野崎由迅[*1]　岡　秀昭[*2]

Key Words：感染症(infectious disease)，診断(diagnosis)，原因微生物の評価(microbiologic evaluation)，定着菌(colonization)，抗菌薬(antibiotics)

Abstract　　褥瘡自体は感染症ではない．しかし褥瘡を侵入門戸として皮膚軟部組織や骨に病原微生物が感染を起こすことで褥瘡の感染症が生じる．症状は多彩であるが，そのほとんどが非特異的であり診断には有用ではない．診断のゴールドスタンダードは適切に採取した検体による細菌培養である．ただし不適切な手法で採取された検体には診断的価値がなく，提出された細菌培養の解釈には注意が必要である．褥瘡の感染症の原因微生物は皮膚に常在するグラム陽性菌から腸内細菌まで多岐にわたる．治療は長期に亘ることが多いため，可能な限り原因微生物の推定に努めなければならない．褥瘡の感染症は，敗血症に至った場合を除いて緊急性が高くないことが多く，治療を急がなくてよい状況では細菌培養の結果を待ち，感染の有無を見極めてから治療を開始する．治療期間は菌血症と骨髄炎の有無により決定する．

まえがき

褥瘡は，仙骨や踵部，肘や股関節外側などの身体の突出した部位が，慢性的に圧迫されることによって生じる[1]．褥瘡により皮膚のバリア機能が破綻すると，微生物の体内への侵入門戸となる．その結果，主に皮膚に常在する細菌や，時には院内感染の原因となるような薬剤耐性菌が皮下組織や骨に感染し，蜂窩織炎や骨髄炎，菌血症を引き起こす．

ICU に入院しているような重症患者や，神経筋疾患患者，そして何より介護が必要な高齢患者などの，活動量が低下した患者において褥瘡の発生頻度は高くなる．

褥瘡は，患者に耐え難い痛みをもたらし，生活の質を低下させる．時に原因を突き止めにくい発熱の原因となり，臨床家を苦しませる．そして，

無視できないほどの医療費増大につながる．特に骨髄炎を伴った褥瘡はそうでないものと比較して，治療費が十数倍程度と飛躍的に増大すると指摘する報告もある[2]．

未曾有の高齢化社会を迎え，という言い回しも陳腐に聞こえてしまう本邦において，高齢者診療は間違いなく医療の中心の1つとなっている．そして1年あたり40兆円を超える国民医療費は我々の全てに重くのしかかっている[3]．患者や医療者のみならず社会の根幹であるヘルスケアシステムに対しても多大な影響をもたらす褥瘡への適切な対応は，もはや多くの医療者にとっての共通知識でなければならないと言っても過言ではないだろう．

褥瘡の治療はひとりの医療者の力ではうまく行かないことが多い．デブリドマンなど褥瘡の処置をする医師(形成外科，皮膚科，訪問診療医など)や患者をケアする看護師や介護士の働きは必須であるし，栄養士によるサポートも重要な意味を持つだろう．そして感染症を伴った場合は，適切な抗菌薬投与が必要となる．複数の医療者の協力によって，良好な結果がもたらされるのである．し

[*1] Yujin NOZAKI, 〒350-8550　川越市鴨田1981番地　埼玉医科大学総合医療センター総合診療内科/感染症科，助教
[*2] Hideaki OKA, 同，部長/准教授

たがって，褥瘡診療に携わる医療者がお互いの領域についてある程度の知識があることは有用だろう．

これから，その一翼を担う褥瘡の感染症の診断と治療について述べていく．本稿では便宜上，感染症という言葉は『細菌感染症』を指し，抗菌薬は『経口ないし経静脈的な抗菌薬の全身投与』を指すことをご諒解いただきたい．

褥瘡と感染症

まず，褥瘡と感染症の関係性について考えてみたい．

感染症とは，人体に対して病原性を持つ微生物（病原微生物）が，原則的には身体のある特定の組織に侵入して増殖し，何らかの症状を引き起こす現象を指す．例えば肺炎は，肺実質のような下気道に肺炎球菌などの細菌が感染し発熱や咳などの症状が起きる状態を指し，抗菌薬により治療を行う．

一方で，褥瘡とは低活動状態にある患者において，摩擦やずれなどによって身体の一部が慢性的に圧迫されることで生じる皮膚や皮下組織の局所的な創傷である．言ってみれば，ゆっくりと生じた外傷である．

健康な（褥瘡がない）状態であれば，人間の皮膚は体内への病原微生物の侵入を防ぐ機能を持つ．しかし褥瘡により皮膚のバリア機能に破綻が生じると体内への侵入門戸となり，皮下組織や骨，時には血管内に感染症が起こる．具体的には，レンサ球菌や黄色ブドウ球菌などが引き起こす蜂窩織炎，骨髄炎や菌血症などである．

つまり，褥瘡の感染症とは，褥瘡を侵入門戸として皮膚軟部組織や骨などに起きた感染症である．そして褥瘡は感染症の原因となり得るが，褥瘡だけではたとえ骨が露出するような状態であったとしても感染症ではない．

なぜ感染症と非感染症を明確に区別する必要があるのか．それは，当然のことにも関わらずしばしば顧みられない事実として，抗菌薬は感染症以外の何をも治療し得ないからである．抗菌薬を一応使っておくことは，感染症の関与していない褥瘡の治癒を早めることもなければ，患者の痛みや不快感を軽減することもない．感染症を生じていない褥瘡に抗菌薬を投与しても予防になるというエビデンスも存在しない（余談だが，予防的な抗菌薬投与が有効と考えられているのは，手術部位感染症や開放骨折を伴う外傷，免疫不全患者に起こる一部の感染症くらいである）．

一方で不必要な抗菌薬投与は様々な有害事象のリスクを高める．薬剤そのものの副作用は言うまでもなく，腸内細菌叢を乱すことで *Clostridioides difficile* 腸炎を引き起こし，静脈投与を行うための点滴ラインがカテーテル関連血流感染の原因となる．また薬剤耐性菌を増加させたり，薬剤熱を生じたりすることで医療者を悩ませ，その結果として医療費の増大にもつながる．意味のない抗菌薬の投与は医療者の自己満足にほかならないどころか，多くの意味で有害だ．よって感染症以外に抗菌薬を使用してはいけないのである．

診　断

では，感染症を伴う褥瘡とそうでないものをどのようにして見分けるか．

感染症診療における細菌培養の重要性は言うまでもないが，褥瘡の感染症の診断ではことさら肝腎である．なぜなら確実な診断のためには，清潔な操作による創深部の組織や骨の生検によって得られた検体を用いて細菌培養検査を行うことがゴールドスタンダードとされているからである[2]．またグラム染色も有用である．鏡検で多数の白血球や細菌を認める場合，感染症が存在している確率は高くなる．

適切に得られた検体による細菌培養の結果は，原因菌の推定と抗菌薬の選択にも必要不可欠である．例えば骨生検で得られた検体から MRSA が検出された場合，その部位の骨は MRSA による骨髄炎が起きていると考えられ，バンコマイシンなどの抗 MRSA 薬で治療する必要がある．当然

ながらカルバペネム系抗菌薬を使用しても無効である．特に褥瘡の感染症の代表である慢性骨髄炎は，治療が非常に長期間になることが多い．原因菌の推定なしには広域抗菌薬を投与し続けざるを得ない状況に陥る可能性があり，それを避けるための労力を惜しんではならない．

ただし注意が必要なのは，実際の臨床現場ではしばしば，スワブにより褥瘡や皮膚の表面を擦って得た検体が細菌培養検査に提出されてしまうことである．ほとんどの場合，このような検体の培養結果はその部位に存在するが感染症の原因となっていない細菌（定着菌）を反映しているだけである．どれだけ清潔を保っていたとしても，人間の体表には無数の細菌が存在し，たとえ適切な処置が行われている褥瘡でも例外ではない．スワブで創表面から得た検体と深部組織の生検で得た検体を比較した研究がある．表面から得た検体では非常に多くの細菌が培養されたが，感染ではなく定着菌を反映しており，深部組織からのものはより正確に原因菌を反映していた[4]．

不適切な方法で得られた検体を用いることの問題は，不必要な治療に繋がりかねないことだ．感染症が存在しないにも関わらず抗菌薬を投与することは，前述した通りの理由により厳に慎むべきである．また，原因菌を過剰推定して広域抗菌薬を使用することもなるべく避けねばならない．

よって創部から得られた細菌培養の結果を利用する時は，その検体がどのように採取されたものか，ということに注意を払う必要がある．あなたがその検体の提出者でないならば，提出した医師に必ず確認すべきである．繰り返すが，スワブで創表面から得られた検体は定着菌の反映でしかなく，診断的な価値はない．

褥瘡の感染症の診断に画像検査はどれくらい有用だろうか．骨髄炎に関しては診断の一助となるかもしれない．MRI，シンチグラフィ（骨シンチグラフィと白血球シンチグラフィ），FDG-PET の慢性骨髄炎の診断能について複数の文献を比較したメタアナリシスによれば，感度，特異度ともに

FDG-PET が最も優れていた（感度 96％，特異度 91％）．骨シンチグラフィと白血球シンチグラフィは，組み合わせることや撮影する部位によっては FDG-PET にも迫る正確さを示した．しかし褥瘡の感染症の診断目的に FDG-PET やシンチグラフィを利用することは現実的ではないだろう．MRI は感度 84％，特異度 60％とどちらも優れているとは言えないが，比較的利用しやすい検査であり，感度の高さは有用と言えるかもしれない．CT は文献が少なくメタアナリシスが行われなかったが，単一の研究では感度 67％，特異度 50％であり骨髄炎の評価には不向きだろう[5]．

診療のセッティングによっては検査を自由に行えるとは限らない．そのような場合に症状やリスクファクターから臨床的な診断を行うことができるだろうか．

NPUAP/EPUAP/PPPIA による褥瘡のガイドライン[1]によれば，感染症を疑う症状やリスクファクターについて以下のように書かれている．
まず局所の感染を疑う徴候として，
① 2 週間にわたり治癒の徴候が認められない
② 肉芽組織が脆い
③ 悪臭がある
④ 潰瘍内部の痛みが強くなっている
⑤ 潰瘍の周囲の組織の熱感が強くなっている
⑥ 創部からの排液が増加している
⑦ 創部からの排液の性状が血性や膿性に変化している
⑧ 創底に壊死組織が増加している
⑨ 創面にポケット・ブリッジ形成を認める
の 9 つが挙げられている．

次に褥瘡の感染症を疑う所見として，
① 壊死組織や異物が存在する
② 褥瘡が長期間存在する
③ 褥瘡のサイズが大きい，あるいは深い
④ 褥瘡が肛門の近くに存在しているなど，褥瘡が繰り返し汚染されている
の 4 つが挙げられている．

表 1. 各症状の尤度比（文献 6 を元に作成）

症　状	陽性尤度比	陰性尤度比
痛みの増悪	11-20	0.64-0.88
悪臭	1.5-3.0	0.73-0.92
変色した肉芽組織	1.4-1.9	0.64-0.85
発赤	1.4-1.7	0.66-0.88
漿液性の浸出液	1.1-1.9	0.57-0.62
創部の治癒の遅延	1.0-2.3	0.29-0.96
2 つの症状の組み合わせ（痛み，発赤，熱感，浮腫）	0.96	1.0
浮腫	0.87-2.3	0.51-1.0
熱感	0.8-1.1	0.98-1.0
創部の崩壊	0.51-24	0.55-1.0
血性の浸出液	0.91	1.9
膿性の浸出液	0.5-0.74	1.1-1.3
ポケット形成	0.5	1.0
脆い肉芽組織	0.08	1.3

そして急性の感染拡大を疑う徴候としては，
① 創縁から発赤が広がる
② 硬結がある
③ 新たな疼痛が出現する，疼痛が増悪する，熱感が出現する
④ 膿性の排液を認める
⑤ 創のサイズが拡大している
⑥ 周辺の皮膚に捻髪音を聴取する，組織の波動や変色を認める
⑦ 発熱，倦怠感，リンパ節腫脹を認める
⑧ 錯乱やせん妄，（特に高齢者では）食思不振を認める
の 8 つが挙げられている．

また褥瘡に感染症を伴うリスクが高い病態としては，
① 糖尿病
② タンパク質不足による低栄養状態
③ 低酸素血症，組織低灌流状態
④ 自己免疫疾患
⑤ 免疫抑制状態
の 5 つが挙げられている．

これらはあくまで『このような症状があれば褥瘡の感染症を疑い，微生物学的検査を行う』ため

の目安であり，診断するための基準ではない．実際，挙げられている項目はかなり多いがその重み付けは記載されていないため，診断に用いるのは難しいだろう．

そこで各症状の診断的価値を検討した文献を見てみよう．感染症の有無に最も関連するのは痛みの増加であり，陽性尤度比も高かった（LR range，11-20）．しかし痛みの増加がないことの陰性尤度比は今ひとつ（LR range，0.64-0.88）であり，痛みは除外診断には有用ではない．一方で，除外診断に比較的有用そうなものは，浸出液がないこと（LR range，0.57-0.62）と創の治癒が早いこと（LR range，0.29-0.96）だった．そして膿性の浸出液，発赤，熱感，浮腫といった古典的な症状の陽性尤度比は軒並み低く，創部の悪臭もあまり診断的価値を示さなかった．これらの症状の組み合わせでも感度，特異度ともに高くなかった[6]（表 1）．

以上から我々が認識すべきは，適切な細菌学的検査なしに，症状や徴候のみから褥瘡の感染症を診断するのは非常に困難だということだ．よって可能な限り適切な細菌培養を提出する努力を行わねばならないのである．

表 2. 褥瘡の感染症の原因菌（文献 7 を元に作成）

菌　種	頻　度
腸内細菌	29%
大腸菌	11%
Proteus mirabilis	9.7%
Morganella morganiii	2%
Proteus vulgaris	0.7%
Klebsiella spp.	2%
Citrobacter spp.	1.4%
Enterobacter spp.	1.4%
その他のグラム陰性桿菌	10%
緑膿菌	6.9%
Acinetobacter baumanii	2.8%
Flavobacterium spp.	0.3%
ブドウ球菌	28%
黄色ブドウ球菌（MRSA）	10.3%
黄色ブドウ球菌（MSSA）	9.7%
コアグラーゼ陰性ブドウ球菌	4.8%
レンサ球菌と腸球菌	26%
Enterococcus faecalis	15.6%
Streptococci of group A, B, G, F	5.5%
その他のレンサ球菌	5.2%
その他	7%

褥瘡の感染症の原因微生物（表 2）

　脊髄損傷患者における感染症を疑う褥瘡から得た検体を調べた研究によれば，ブドウ球菌，腸内細菌の頻度が最も高く，その次に腸球菌とレンサ球菌が続いた．腸内細菌以外のグラム陰性桿菌も原因になり得るが低頻度だった[7]．また，脊髄損傷患者の菌血症の原因を調べた別の文献では，褥瘡の感染症から生じた菌血症の原因菌は，黄色ブドウ球菌，コアグラーゼ陰性ブドウ球菌，レンサ球菌が多く，グラム陰性桿菌はわずかであった[8]．

　以上から，詳細な割合は明確ではないが，ブドウ球菌や腸球菌，レンサ球菌などのグラム陽性球菌と，腸内細菌を主とするグラム陰性桿菌が褥瘡の原因菌となると言えるだろう（表 2）．この幅広さを見ると，細菌培養なしに治療するのは困難であると再認識させられないだろうか．

抗菌薬治療開始の意思決定

　痛みの増悪や褥瘡の治癒の遅延があるなど，臨床的に褥瘡の感染症がありそうな時にどのように
して抗菌薬による治療開始の意思決定を行うか．重要な点は 2 つしかない．『可能な限り，適切に得られた検体を用いた微生物学的検査によって確実に診断してから抗菌薬投与を開始すること』と『患者が敗血症に至っているかどうか』である．前者の重要性はここまで述べてきた通りであり，後者は緊急性の問題である．この 2 つに着目して治療開始を検討する状況をいくつか想定してみよう（図 1）．

　ただし注意してほしいのは，褥瘡の感染症の治療の大前提は，十分なデブリドマンを行うことである．決して抗菌薬のみでの治療しようと思ってはならない．また，後述するが菌血症の有無により治療期間が変わるため，抗菌薬投与の前には必ず血液培養を 2 セット提出してほしい．

1. 適切な検体を用いた微生物学的検査が利用できる時

A. 創部の培養検査で細菌が検出された

　信頼できる培養結果であれば，迷わずに治療を開始してよい．抗菌薬は細菌培養の結果を踏まえて，原因菌に有効であり，なおかつ不必要に広域でないものを選択する．

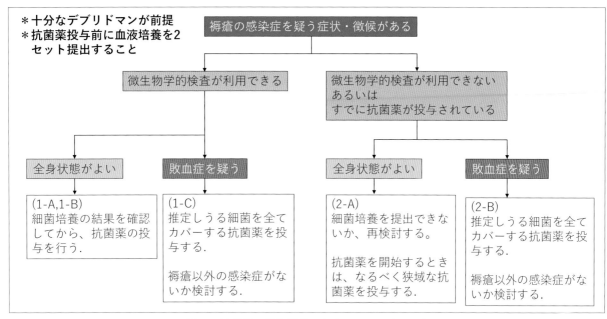

図 1. 抗菌薬の投与開始のためのフローチャート

B．創部の培養検査を提出し，まだ結果が出ていないが，患者の状態は安定している

理想的には，細菌培養の結果が判明する数日後までは，患者の状態を注意深く見守りながら，抗菌薬を使用せずに待つべきだ．なぜなら敗血症に至らない限り，褥瘡の感染症は比較的緩徐に進行し，数日のタイムラグが予後を左右することは多くはないからである．

C．創部の培養検査を提出し，まだ結果が出ていないが，患者の状態が安定していない

患者の状態が安定しないとは，血圧低下や頻呼吸などのバイタルサインの異常，および意識障害，尿量低下，血液検査での腎機能，肝機能の異常など臓器障害の出現を指す．つまり敗血症の徴候があるということである．これは内科的の緊急症であり，培養検査の結果を待たずに抗菌薬の開始を検討すべきである（敗血症の詳しい診断や抗菌薬以外の治療は成書を参照されたい）．細菌培養が提出されていれば抗菌薬を抗菌スペクトラムが狭いものに変更すること（de-escalation）は可能なので，想定し得る全ての微生物に有効な抗菌薬を選択する．可能なら感染症内科医や感染症診療に詳しい医師に抗菌薬の選択を相談した方がよいだろう．また褥瘡以外に他の感染症が起こっていないかについて検討することも非常に重要である．

2．適切な検体を用いた微生物学的検査が利用できない時（あるいは，すでに抗菌薬が投与されてしまっている時）

A．患者の状態が安定している

まず原則的に，このような状況は可能な限り避ける．つまり，培養検体を採取する努力を行い，エンピリカルに抗菌薬を投与しないことに努めるべきである．どうしても抗菌薬を使用しなければならないのであれば，原因微生物の疫学を踏まえた上でなるべく狭域な抗菌薬で治療を開始する，という方法を取る場合がある．前述のように褥瘡の感染症ではブドウ球菌，レンサ球菌，腸内細菌が原因菌の多くを占めていると考えられている．あくまで筆者の方法であるが，血液培養を2セット採取した上でアンピシリン・スルバクタムやセファゾリンで治療を開始し，その後の経過が悪ければescalationを検討する．ただし，これは感染症の治療としては応用的な方法であることに注意してほしい．そして常に培養検体が提出できるか再検討することが何より重要である．もしそれまでに使用した抗菌薬が無効な細菌によるものであれば，検出できるかもしれないからである．

B．患者の状態が安定していない

敗血症であり，基本的には1-Cと同じ対応でよい．繰り返しになるが，褥瘡以外に原因となる感

染症がないか検討することも忘れないでほしい.

抗菌薬の投与期間

褥瘡の感染症に対する,抗菌薬の適切な投与期間ははっきりとわかっていない.しかし,① 蜂窩織炎に準ずる病態,② 菌血症を伴う状態,③ 骨髄炎を伴う状態の3つに分けて考えることは,治療期間の決定という観点からは実用的だと思われる.

1.蜂窩織炎に準ずる病態

わかりにくいかもしれないが,これは言い換えれば菌血症も骨髄炎も合併していない状態ということである.蜂窩織炎は真皮などの皮下組織に炎症が起こる感染症であり,褥瘡の感染症で軟部組織のみに感染が起きている場合は蜂窩織炎と同じように考えるとよい.

一般的に蜂窩織炎は局所の症状が改善するまで抗菌薬投与を行う.局所の症状の改善とは,痛みや発赤,熱感の消失などである.褥瘡の感染症においては,痛みなどの症状の改善や創治癒の促進,そのほか褥瘡の感染症の診断の根拠に用いた症状が改善すれば,抗菌薬の投与終了を検討すべきだろう.

2.菌血症を伴う状態

褥瘡の感染症に菌血症が伴った場合は死亡率が大きく上昇するという報告もあり注意を要する[8].治療期間は検出された菌種によって決定する.褥瘡を侵入門戸とした菌血症で間違いなければ,有効な抗菌薬を最低2週間投与し,それ以降は褥瘡の治癒の程度に応じて延長するかどうか決定する.

注意が必要なのは黄色ブドウ球菌である.黄色ブドウ球菌の菌血症を診断した時は,必ず有効な抗菌薬の投与開始後72時間以内に血液培養を2セット再提出し,その陰性化を確認する.血液培養が陰性化しない場合は,感染性心内膜炎や身体のどこかに膿瘍がないか精査する必要がある.また心臓弁の疣贅を検索する目的に心エコーを行うべきである.そして可能であれば感染症内科医に相談してほしい(MRSAの菌血症はコンサルテー

ションにより予後がよくなるという報告がある[9]).

また結果の解釈にも注意する.血液培養の結果と創部の培養結果が一致する場合は,多くの場合その細菌による褥瘡の感染症と,それによる菌血症と考えてよいだろう.一方でその2つが一致しない場合は,他の感染症が起きていないか注意しなければならない.例えば大腸菌は褥瘡の感染症の原因菌となる場合があるが,尿路感染症や胆管炎の原因菌でもあるのだ.

3.骨髄炎を伴う場合

理想的には骨の細菌培養の結果を根拠として,場合によっては臨床症状と画像検査の組み合わせにより骨髄炎を診断した場合は,長期の治療が必要となる.

しかし治療期間についての大規模な臨床研究が存在しないため,慢性骨髄炎の適切な治療期間ははっきりとしていない(褥瘡に伴う骨髄炎は基本的に慢性骨髄炎と考えてよい).適切なデブリドマンが行われた後であれば,6週間以上の抗菌薬投与の有用性を支持するはっきりとした根拠は存在しない[10].一方で3か月以上と,より長期の抗菌薬治療を推奨する意見もある[11].どちらにせよ治療は長期となるため,原因菌の推定は不可欠である.筆者としては,十分なデブリドマンを前提として,適切な抗菌薬を2,3か月間使用するのがよいのではないかと考える.

原因菌と抗菌薬

具体的な抗菌薬治療の例については別表に示す(表3).繰り返しになるが,可能な限り細菌培養なしに治療を開始することは避けてほしい.

de-escalation と escalation

しつこいようだが,褥瘡の感染症の診療においては細菌検査が重要であり,原則的に微生物学にも診断がついた上で治療を開始すべきある.よってde-escalationとescalationについて語る(べき)ことは多くない.

表 3. 褥瘡の感染症に対する抗菌薬（文献 11，12 を元に作成）

原因微生物	第一選択	代替治療	内服抗菌薬
経験的治療 患者の状態がよいとき ＊可能な限り避けること	アンピシリン/スルバクタム 3 g 6 時間毎	クリンダマイシン	アモキシシリン/クラブラン酸 あるいはクリンダマイシン
経験的治療 敗血症を疑うとき ＊あくまで 1 例であることに注意すること	バンコマイシン 1 g 12 時間毎 ピペラシリン/タゾバクタム 4.5 g 6 時間毎	感染症内科に相談する	内服薬で治療すべきでない
MSSA	アンピシリン/スルバクタム 3 g 6 時間毎	バンコマイシン	アモキシシリン/クラブラン酸かクリンダマイシンかミノマイシンリファンピシンを加えてもよい
MRSA	バンコマイシン 1 g 12 時間毎	ダプトマイシン 感染症内科に相談する	アモキシシリン/クラブラン酸あるいはクリンダマイシン＋ST 合剤リファンピシンを加えてもよい
レンサ球菌	アンピシリン/スルバクタム 3 g 6 時間毎	バンコマイシン	アモキシシリン/クラブラン酸
腸球菌（*E. faecalis*）	アンピシリン/スルバクタム 3 g 6 時間毎 ゲンタマイシンを加えてもよい 1 g 8 時間毎	バンコマイシン	アモキシシリン/クラブラン酸
腸内細菌	原因菌，感受性により選択する	原因菌，感受性により選択する	原因菌，感受性により選択する
緑膿菌	感受性により選択する ピペラシリン/タゾバクタム あるいはメロペネム あるいはセフタジジム＋メトロニダゾールなど	感受性により選択する	レボフロキサシン ＋アモキシシリン/クラブラン酸あるいはメトロニダゾール

＊腎機能障害があるときは投与量を調整する．
＊バンコマイシンとゲンタマイシンはトラフ値を測定して投与量を調整する．

敗血症を疑う時にエンピリカルな治療を開始した場合は，治療開始前に採取した培養結果をもとに de-escalation を行う．

乏しい根拠で治療を開始した時や臨床症状の改善が乏しい時は escalation せざるを得ない場合がある．その場合は必ず組織や血液の細菌培養を提出し直すべきである．そしてその結果を元に使用している抗菌薬が適切かどうか評価する．

細菌培養を一切提出しない（できない）場合は，安易な escalation や de-escalation を行ってはならない．感染症内科にコンサルテーションし，協力して治療方針を決定した方がよい．

まとめ

褥瘡の感染症の診断と抗菌薬治療について述べてきた．以下に要点をまとめる．
- 褥瘡は感染症ではないが，感染症の原因微生物の侵入門戸となり得る

- 診断のゴールドスタンダードは，創深部や骨から採取した検体の細菌培養である
- 褥瘡の表面からスワブで得られた検体には診断的な価値はない
- 可能な限り原因菌の推定に努め，エンピリカルな治療は避ける
- 治療期間は，菌血症と骨髄炎の有無によって決定する

本稿が皆様の褥瘡診療の一助になれば幸いである．

参考文献

1) National Pressure Ulcer Advisory Panel, European Pressure Ulcer Advisory Panel, and Pan Pacific Pressure Injury Alliance. Prevention and treatment of pressure ulcers：Clinical practice guideline. 2nd. Osborne Park, Australia：Cambridge Media：2014.

Summary　おそらく世界的に最も利用されている褥瘡診療についてのガイドライン.

2) Livesley, N. J., Chow, A. W.：Infected Pressure Ulcers in Elderly Individuals. Clin Infect Dis. **35**(11)：1390-1396, 2002.
Summary　褥瘡の感染症についてのわかりやすい総説.

3) https://www.mhlw.go.jp/toukei/saikin/hw/k-iryohi/17/dl/kekka.pdf

4) Rudensky, B., et al.：Infected pressure sores：comparison of methods for bacterial identification. South Med J. **85**(9)：901-903, 1992.

5) Termaat, M. F., et al.：The accuracy of diagnostic imaging for the assessment of chronic osteomyelitis：a systematic review and meta-analysis. J Bone Joint Surg Am. **87**(11)：2464-2471, 2005.

6) Reddy, M., Gill, S. S., et al.：Does This Patient Have an Infection of a Chronic Wound? JAMA. **307**(6)：605-611, 2012.
Summary　褥瘡の感染症の症状とその診断的意義について検討した論文.

7) Heym, B., et al.：Bacteriological Investigation of Infected Pressure Ulcers in Spinal Cord-Injured Patients and Impact on Antibiotic Therapy. Spinal Cord. **42**(4)：230-234, 2004.

8) Wall, B. M., et al.：Bacteremia in the chronic spinal cord injury population：risk factors for mortality. J Spinal Cord Med. **26**(3)：248-253, 2003.

9) Buehrle, K., et al.：Guideline Compliance and Clinical Outcomes among Patients with Staphylococcus Aureus Bacteremia with Infectious Diseases Consultation in Addition to Antimicrobial Stewardship-Directed Review. Am J Infect Control. **45**(7)：713-716, 2017.

10) Wong, D., et al.：Osteomyelitis Complicating Sacral Pressure Ulcers：Whether or Not to Treat With Antibiotic Therapy. Clin Infect Dis. **68**(2)：338-342, 2019.

11) 岡　秀昭：感染症プラチナマニュアル 2019. メディカルサイエンスインターナショナル, 2019.

12) Aaron, T., et al.：Osteomyelitis. Mandell, Douglas, and Bennett's Principles and Practice of Infectious Diseases, 9th ed. John, E. B., et al. ELSEVIER, 2019.
Summary　感染症診療の代表的な教科書.

PEPARS No.157：37-44，2020

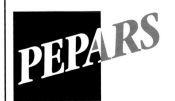

◆特集／褥瘡治療のアップデート

褥瘡の局所陰圧閉鎖療法

桒水流健二[*1]　榊原俊介[*2]

Key Words：褥瘡(pressure injury)，局所陰圧閉鎖療法(negative pressure wound therapy)，クリティカルコロナイゼーション(critical colonization)，NPWTi-d(NPWT with instillation and dwelling time)，NPWTci(NPWT with continuous irrigation)

Abstract　褥瘡の治療では，発生の原因となった局所的要因(外力，応力，皮膚の脆弱性など)，全身的要因(基礎疾患，栄養状態など)や環境要因(体圧分散具，体位変換)を是正した上で局所の治療を行う必要がある．また，局所治療を実施するにあたっては，TIME コンセプトと DESIGN-R® でアセスメントし治療計画を立案することが望ましい．局所陰圧閉鎖療法(negative pressure wound therapy)は褥瘡の局所治療における選択肢の１つとして肉芽形成・創収縮や皮下ポケットの改善に有効であり，さらにNPWTi-d(NPWT with instillation and dwelling time)や NPWTci(NPWT with continuous irrigation)は感染リスクのある褥瘡への適用が可能である．ただし NPWT の保険適用期間には限りがあり，この期間内に褥瘡を治癒させることは難しい場合が多い．そのため NPWT を実施する前に，導入目的や終了後の治療計画を明確にし，限られた期間内に最大限の効果を得ることができるようマネジメントすることが重要である．

はじめに

　褥瘡の治療では，発生の原因となった局所的要因(外力，応力，皮膚の脆弱性など)，全身的要因(基礎疾患，栄養状態など)や環境要因(体圧分散具，体位変換)を是正した上で局所の治療を行う必要がある．また，局所治療を実施するにあたっては，TIME コンセプトと DESIGN-R® でアセスメントし治療計画を立案することが望ましい[1)]．2010 年 4 月に保険収載された局所陰圧閉鎖療法(negative pressure wound therapy；以下，NPWT)は褥瘡の局所治療における選択肢の１つとしてこれまで広く普及してきた．本稿では，NPWT 導入の判断や，NPWT・NPWTi-d(NPWT with instillation and dwelling time)・NPWTci(NPWT with continuous irrigation)，それぞれの適応の判断をどのように区別しているか，我々が行っている小工夫などを含め，褥瘡の局所治療における NPWT の効果的な使い方について考察する．

NPWT の種類

1．NPWT

　滲出液のコントロールによる湿潤環境の維持，創面に対する物理的な作用(macrodeformation, microdeformation)等により創傷治癒を促進させる．本邦では 2019 年現在，InfoV. A. C.®，ActiV. A. C.®，SNaP® 陰圧閉鎖療法システム(以上，ケーシーアイ社)，RENASYS™ EZ MAX, RENASYS™ GO, RENASYS™ TOUCH や PICO™ 7 創傷治療システム(以上，スミスアンドネフュー社)が使用可能である．

*1 Kenji KUWAZURU, 〒652-0863　神戸市兵庫区和田宮通6丁目1番34号　三菱神戸病院形成外科，医長
*2 Shunsuke SAKAKIBARA, 〒650-0017　神戸市中央区楠町7丁目5-2　神戸大学大学院医学研究科形成外科学，客員准教授/〒673-8558 明石市北王子町13 70　兵庫県立がんセンター形成外科，医長

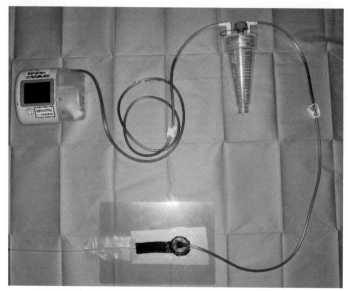

図1. 当科における NPWTci の回路
既存の NPWT 機器に，排液トラップを組み合わせている.

2．NPWTi（NPWT with instillation）

広義の「洗浄を併用した NPWT」の意であり，本邦では NPWTci と NPWTi-d の2つに分類される.

1）NPWTci

洗浄液の灌流と NPWT を同時に行う治療，すなわち持続的洗浄＋持続的陰圧付加である[2]. NPWTci では洗浄液が創表面に直接到達し，持続的な洗浄効果を得ることができる. 我々は過去の報告[2][3]を参考に，既存の NPWT 機器に排液トラップを介在させ，キャニスター交換にかかる経費を抑えている（図1）.

2）NPWTi-d

2017年8月，従来の NPWT に洗浄液の周期的自動注入機能が付加された機器である V. A. C. ULTA®（ケーシーアイ社）が本邦で薬事承認された. NPWTi-d は間欠的洗浄＋間欠的陰圧付加であり，NPWTci との相違点となっている[2]. また洗浄液がフォーム上から注入され創面に至る点，洗浄の様式が浸け置き洗いに類似する点においても NPWTci と異なっている.

3）closed-incision negative-pressure therapy（ciNPT）

2019年，縫合創に対する NPWT 機器として

PREVENA™切開創管理システム（ケーシーアイ株式会社），PICO™創傷治療システムが本邦で承認された（PICO™創傷治療システムについては従来の適応から拡大された）.

褥瘡における NPWT の実際

褥瘡の局所治療を実施するにあたっては，まず発生要因の是正を行い，TIME コンセプトと DESIGN-R の双方で評価した上で治療計画を立案することが必要である[1]. 2010年に本邦で V. A. C. 治療システム®が薬事承認されて以来，これまで褥瘡局所治療の選択肢として NPWT が広く普及してきた. 褥瘡予防・管理ガイドライン[4]では，「肉芽組織が少ない場合の物理療法として感染・壊死がコントロールされた創には陰圧閉鎖療法を行ってもよい（推奨度 C1）」との記載にとどまっているが，実際はより幅広い症例に適用される. 例えば，皮下ポケットの改善目的で使用する場合や，NPWTi-d や NPWTci を感染制御目的で使用する場合がある. NPWT の保険適用期間は原則3週間，症状詳記の記載で4週間と定められているが，2018年の診療報酬改定では，NPWT を中断した期間については算定期間から除外されることになった. これにより NPWT がより運用しやす

くなったものの，保険適用期間内に NPWT のみで治癒させることは困難な場合が多い．このため，NPWT を導入する前に使用目的を明確化し，最大限の効果を発揮できるタイミングで導入するべきである．実際の臨床では，wound bed preparation を完了させ皮弁などの手術治療への橋渡しとすること，もしくは褥瘡をできる限り小さく，浅くすることにより局所の管理を容易にすることで在宅や施設(介護老人保健施設，特別養護老人ホーム，サービス付き高齢者住宅等)への退院，また介護療養型医療施設への転院等に繋げることが主な目的となる．本稿では，褥瘡に NPWT を適応する頻度の高い目的，状況別に筆者の考えを述べる．

1. 肉芽形成，創収縮目的

褥瘡の治療において肉芽形成や創収縮を目的で NPWT を適応するのは主に深い褥瘡，すなわち NUPAP 分類における stage Ⅲ以上，DESIGN-R における D3 以上の症例である．外用薬や創傷被覆材による治療の選択肢もあるが，処置回数の減少による患者の苦痛緩和や治療期間の短縮の面で NPWT の方が優れている．NPWT の保険適用期間には限りがあるため，肉芽形成効果を最大限に発揮させるためには，壊死組織が除去され，critical colonization の徴候が消失した状態であることが望ましい[5]．NPWT 実施中は局所の所見(創周囲の発赤・腫脹，悪臭，滲出液の混濁など)を確認するのみではなく，血液検査やバイタルサインの変化にも細心の注意を払わなくてはならない．感染徴候を認めた場合は速やかに NPWT を中止し，ポビドンヨード・シュガーの外用や抗生剤投与を行うことが望ましい．

近年，連続モードと間欠モードに加えて，高陰圧値と低陰圧値を周期的に繰り返すモードが登場した．これは RENASYS™TOUCH の AI(Adjustable Intermittent)モードと V. A. C. ULTA® の DPC(Dynamic Pressure Control)モードで使用可能である．DPC モードでは低陰圧値が－25 mmHg で固定され，高陰圧値は－25～－200 mmHg の範囲で設定が可能である．一方，RENASYS™TOUCH の AI モードは，低陰圧値は 0～－180 mmHg，高陰圧値は－25～－200 mmHg と，設定範囲の自由度が大きい．これらのモードは動物を用いた実験で，microdeformation や創縁の血流増加，肉芽組織形成，創収縮効果において優れていることが報告されている[6)~9)]．また，陰圧の休止期間がないことにより疼痛が軽減され，リークのリスクも低下するという利点があると考えられている[6)7)]．筆頭筆者の施設では連続モードを基本としているが，肉芽形成に乏しい場合，AI モードや DPC モードのように圧を間欠的に変化させる方針としている．AI モード，DPC モードにおける陰圧値は，圧格差が大きいほど期待する効果が大きいことを前提とし，高陰圧値は－75～－125 mmHg，低陰圧値は－10～－50 mmHg の範囲で設定することが望ましいと考えられる．

骨，腱，靭帯の露出を伴う場合は，viability の乏しい部分を可及的に切除した上で NPWTi-d や NPWTci を用いる．骨の場合，サージカルスチールバー等を用い，点状出血を認めるまで剥削すれば肉芽組織の形成を期待することができる．また，IW-COMPIT(創内持続陰圧洗浄療法)と人工真皮併用[10)]の有効性も報告されている．

2. 皮下ポケットの改善目的

皮下ポケットに対して NPWT を用いる場合，先立ってポケット腔内の入念なデブリードマンを行うことにより，天蓋と潰瘍底の圧着を期待することができる．使用するフォームはポリウレタン性のフォームを基本とするが，皮下ポケット深部の視認性が悪い場合はポリビニルアルコール性のフォームを使用することが望ましい．また，皮下ポケットの最深部まではフォームを充填せず，圧着が進むごとにフォームを充填する位置を開口部側へ徐々に引いてくることが必要である．ポケット内に critical colonization を伴う場合は NPWTci 治療を選択し，洗浄液注入用のチューブをポケット深部に配置することが望ましい．

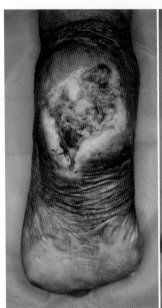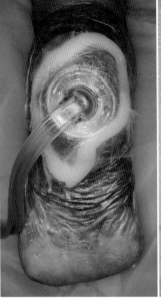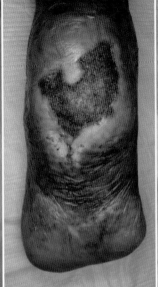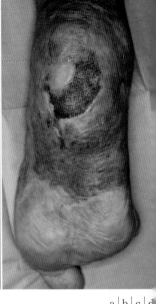

図 2. NPWTi-d 実施症例：70 代，男性，装具による踵部褥瘡　　　　a|b|c|d

a：6 年間治癒しない装具に起因した踵部褥瘡．Critical colonization の状態である．
b：NPWTi-d を施行．浸漬時間 3 分，陰圧持続時間 2 時間，陰圧値－125 mmHg に設定した．
c：NPWTi-d 5 日目の状態．Critical colonization の改善を認める．
d：NPWTi-d 4 週目の状態．創の縮小を認める．

3．Critical colonization を伴う場合

　Critical colonization を伴う褥瘡に対し洗浄付加のない通常の NPWT を用いた場合，褥瘡感染や深部感染，敗血症の合併が懸念される．基本的には NPWT に感染制御効果は期待できないため，NPWTi-d もしくは NPWTci を用いることが望ましい．

　NPWTi-d のパラメータ設定には諸説[11][12]あるが，我々は洗浄液注入量をフォームの 80% 程度が浸漬する量，浸漬時間は 5 分以内，陰圧時間は 2～3 時間を初期設定の目安とし，創面の状態により各パラメータを適宜調整している（図 2）．具体的には，critical colonization の改善に乏しい場合，洗浄液注入量をフォームの 90～100% が浸漬する量に増量，浸漬時間を 5～10 分に増加させ，また陰圧時間を 1 時間以下に変更している．なお生食注入量の決定は創面をできる限り水平にした状態で評価することが望ましい．これらのパラメータの調整には十分なエビデンスが存在しておらず経験則によるものが大きいため，今後さらなる症例の蓄積が必要である．我々はバイオフィルム検出ツールの CC ステップス®（サラヤ株式会社）を洗浄効果評価の補助として使用している．

　NPWTi-d 治療に使用できる V. A. C. ベラフロクレンズチョイスフォームは 1.0 cm の孔が 0.5 cm 間隔で形成されている創傷コンタクトフォームを含んでいる．この孔により macrocolumn が形成され，創表面に存在する粘稠度の高い滲出液やスラフ，壊死組織に物理的なひずみを生じさせることよりその除去を容易にすることができる．これは，デブリードマン実施後も壊死組織が残存している症例や，全身状態や易出血性，包交時の疼痛などの理由でデブリードマンが困難な症例に有用であると考えられる（図 3）．

　一方，NPWTci の適用が優先されるのは凹凸や瘻孔を伴うなどのように創面が三次元的に複雑な形態である場合や，洗浄したい部位を局所的に狙いたい場合などが挙げられる[13]．

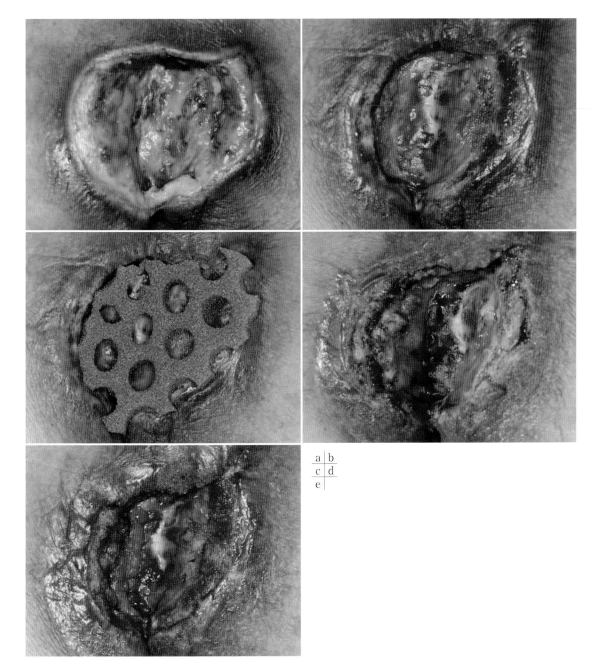

図 3. NPWTi-d 実施症例(ベラフロクレンズチョイスフォーム使用):80 代,男性.
仙骨部褥瘡

a:治療開始前の状態.Critical colonization の状態であり黄色の壊死組織が存在し
ている.

b:可及的にデブリードマンを施行した後に,NPWTi-d を開始する直前の状態.
包交時の疼痛が強く,メンテナンスデブリードマンによるスラフの除去が困難で
あった.

c:V.A.C.® ベラフロクレンズチョイスフォームを使用した.

d:NPWTi-d 治療開始 4 日目の状態.肉芽組織の macrocolumn 形成を認める.

e:NPWTi-d 治療開始 7 日目の状態.スラフは除去され,創の収縮も認める.

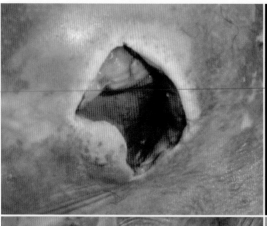
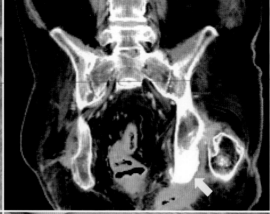
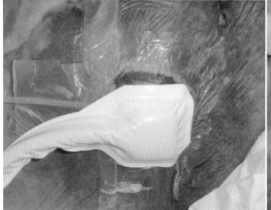
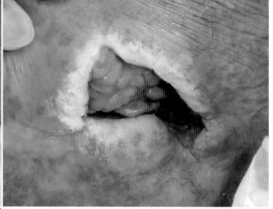
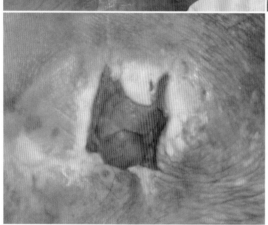

a	b
c	d
e	

図 4.
NPWTci 実施症例：80 代，男性．骨髄炎を伴う坐骨部褥瘡
  a：創底は坐骨に至り，骨の直上に肉芽組織は形成されて
   いなかった．創の深さは 8 cm であった．
  b：骨盤部 CT の所見．坐骨の骨破壊像，骨硬化像を認め
   る（矢印）．
  c：腐骨を切除した後に NPWTci を施行した．生理食塩水
   の流量は 80 ml/h とした．
  d：NPWTci 4 週目の状態．坐骨は肉芽組織で覆われ，創
   の深さは 3 cm となった．
  e：NPWTci 終了後 3 か月の状態．治癒には至っていない
   が，肉芽組織の増生を認める．

4．感染を伴う場合

　感染を伴っている場合は，感染性壊死組織のデ
ブリードマンと抗生剤全身投与の併用を前提とす
るならば，NPWTci の導入が可能であると考えて
いる．

　骨髄炎を伴う場合は，感染した骨の全摘出と抗
生剤の長期投与が治療の原則である．ただし，坐
骨や仙骨などに広範囲に及ぶ骨髄炎を併発してい

る場合，病巣の完全な摘出は困難である．このよ
うな場合，腐骨化した部分の確実な切除と骨髄炎
病巣の可及的な摘出を行った上で，NPWTci を実
施する方針としている（図 4）．

特殊な状況に応じた工夫

1. 医療関連機器圧迫創傷（Medical Device Related Pressure Ulcer；以下，MDRPU）や接触皮膚炎の予防

接続ポートや硬化したフォームに荷重が加わると治療中の褥瘡を増悪させたり，新たな褥瘡を形成させたりしてしまう可能性がある．そのためブリッジング法を用い，接続ポートを荷重の加わらない位置に調整する工夫が必要となる．ただし，ブリッジング部分において，フィルムによる接触皮膚炎や硬化したフォームによる MDRPU を惹起するリスクがある．その対策として四角柱状に加工したフォームを付属のフィルムで全周性に被覆することでスティック状に加工し，接触面積を最小にする工夫を行うことも選択肢の1つと考えている[14)15)]（図5）．このように細長くした状態で用いることは圧の減衰が危惧されるとされていたが，ActiV. A. C.® を用いた我々の実験で，細長い四角柱状に加工したフォームの一辺が 0.75 cm 以上かつ長さが 200 cm 以下の範囲内であれば，設定圧から大幅に乖離することなく陰圧を維持し得ることが示された[16)]．ただし，NPWTi-d の場合は洗浄効率を考慮するとできる限りブリッジングを行わず，創傷の直上に接続パッドを設置することが望ましいため，マットレスの選択や治療中の体位の調整を厳密に行うことが重要になる．

2. 複数箇所の褥瘡に対して

NPWT において複数箇所を同時に治療する場合は，ブリッジング法もしくは前述のスティック状に加工したフォームを用いる方法[14)15)]の実施を考慮する．ブリッジング法での連結が難しい距離に創が位置している場合，V. A. C.® 治療システム，RENASYS™創傷治療システム共に，Y字型の連結管を用い1台の陰圧維持管理装置で2箇所の治療を同時に行うことが可能であるが，その場合はフォームキットを2セット使用するため，スティック状に加工したフォームを用いる方法を用いた方が経費の節減になる．

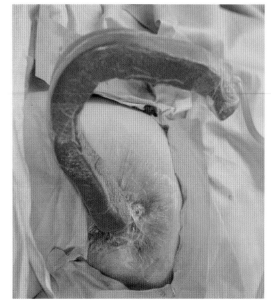

図 5. スティックフォーム法を用いた症例
坐骨部褥瘡に対しスティック状に加工したフォームを用い，MDRPU や接触皮膚炎への対策とした．

NPWTci の場合，2つの創が近傍に位置していれば，ブリッジング法を用いることでこれらの間に存在する健常皮膚は保護されると考えられる．NPWTi-d の場合は，洗浄効率の面からブリッジング法の使用が躊躇されるが，黒川らはペンローズドレーンを用いた工夫により複数箇所に NPWTi-d を用いる方法を報告している[17)]．

3. 肛門近傍に近接している場合

肛門周囲や殿裂部は凹凸が多く形状も複雑であり，また便汚染や汗によって浸軟しやすいことから，NPWT 治療中に特にリークが発生しやすい部位である．リーク対策としてはストマペーストが有効であり，我々は成形しやすく耐久性の強いハイドロコロイドである Brava® プロテクティブシール（コロプラスト社）を好んで用いている．また，創が肛門に極めて近接している場合は，殿溝皮弁で肛門近傍皮膚を再建することで，肛門周囲皮膚の拘縮を予防しつつフィルムの貼りしろとする方法も選択肢の1つである[18)]．

4. 在宅患者への NPWT

高齢化社会を迎えている本邦では在宅医療の環境整備が社会的な課題となっている．2014年度の

診療報酬改定で，在宅褥瘡管理者が指導に関与するなどの一定条件を満たした場合，在宅患者訪問褥瘡管理指導料の算定が可能となった．また，2015年10月1日より特定行為に係る看護師の研修制度が創設され，その特定行為の中に褥瘡，慢性創傷における壊死組織の除去，陰圧閉鎖療法の実施が含まれた．訪問診療においてNPWTを実施された報告もあり[19]，NPWT治療においては在宅褥瘡管理の有資格者や特定行為研修を受けた看護師と連携し実施するケースが今後増加していくものと考えられる．

まとめ

本稿では，褥瘡の局所治療におけるNPWTの効果的な使い方について筆者の意見を述べた．発生原因の是正を行った上で局所の治療を開始し，TIMEコンセプト，DESIGN-R®による評価のもと，NPWT導入前にその目的を明確化することが重要である．NPWTの種類（NPWT，NPWTci，NPWTi-d）や各モードの特徴を理解し，褥瘡局所治療において最大限の効果を引き出せるようにマネジメントすることが重要である．

参考文献

1) 田中マキ子：創傷環境調整（WBP）とDESIGNスケール．TIMEの視点による褥瘡ケア 創床環境調整理論に基づくアプローチ．大浦武彦，田中マキ子編．2-16，学研プラス，2009.

2) 榊原俊介ほか：既存NPWTデバイスを利用した限局的洗浄型NPWT法．創傷．7(3)：110-117，2016.

3) Kiyokawa, K., et al.：New continuous negative-pressure and irrigation treatment for infected wounds and intractable ulcers. Plast Reconstr Surg. 120(5)：1257-1265, 2007.

4) 日本褥瘡学会 学術教育委員会ガイドライン改訂委員会：褥瘡予防・管理ガイドライン（第4版）．褥瘡会誌．17(4)：487-557，2015.

5) 佐藤智也，市岡 滋：【四肢における創閉鎖の工夫】感染例に対する持続陰圧閉鎖療法．MB Orthop. 29(2)：54-60，2016

6) Malmsjö, M., et al.：The effects of variable, inter-mittent, and continuous negative pressure wound therapy, using foam or gauze, on wound contraction, granulation tissue formation, and ingrowth into the wound filler. Eplasty. 12：e5, 2012.

7) Borgquist, O., et al.：The effect of intermittent and variable negative pressure wound therapy on wound edge microvascular blood flow. Ostomy Wound Manage. 56(3)：60-67, 2010.

8) Lee, K. N., et al.：Cyclic negative pressure wound therapy：an alternative mode to intermittent system. Int Wound J. 12(6)：686-692, 2015.

9) Younan, G., et al.：Analysis of nerve and neuro-peptide patterns in vacuum-assisted closure-treated diabetic murine wounds. Plast Reconstr Surg. 126(1)：87-96, 2010.

10) 守永圭吾ほか：創内持続陰圧洗浄療法（IW-COM-PIT）と人工真皮の併用療法の有用性．形成外科．62(10)：1120-1126，2019.

11) Kim, P. J., et al.：Use of a Novel Foam Dressing With Negative Pressure Wound Therapy and Instillation：Recommendations and Clinical Experience. Wounds. 30(3 suppl)：S1-S17, 2018.

12) 榊原俊介ほか：洗浄を付加した各種NPWT法（NPWTci・NPWTi-d）の適正使用を目指して．形成外科．61(10)：1280-1282，2018.

13) 榊原俊介ほか：持続洗浄型NPWTと間欠洗浄型NPWTの違い．形成外科．62(10)：1087-1094，2019.

14) 桒水流健二ほか：われわれの工夫！ V. A. C. ATS治療システムにおけるグラニュフォーム加工方法の工夫．形成外科．55(7)：794-797，2012.

15) 上村哲司ほか：われわれの工夫！ 後頭部褥瘡に対するV. A. C. ATS治療システムを用いたわれわれの工夫．形成外科．55(9)：1026-1029，2012.

16) 桒水流健二ほか：V. A. C. 治療システムにおけるグラニューフォームの断面積・長さと圧伝達の関係．創傷．11(2)，2020.（in press）

17) 黒川正人，安田聖人：工夫！ 2か所以上の創傷に対してV. A. C. ULTAを使用する連結方法．形成外科．61(11)：1444-1446，2018.

18) 桒水流健二ほか：肛門近傍の創へNPWTを用いる際の一工夫 殿溝皮弁の有用性．創傷．10(1)：1-7，2019.

19) 佐伯修二ほか：仙骨部褥瘡に対し在宅にて単回使用陰圧創傷治療システムを導入し奏功した1例．褥瘡会誌．19(1)：62-67，2017.

2019-2020
全国の認定医学書専門店一覧

北海道・東北地区

北海道	東京堂書店・北24条店
	昭和書房
宮 城	アイエ書店
秋 田	西村書店・秋田支店
山 形	髙陽堂書店

関東地区

栃 木	廣川書店・獨協医科大学店
	廣川書店・外商部
	大学書房・獨協医科大学店
	大学書房・自治医科大学店
群 馬	廣川書店・高崎店
	廣川書店・前橋店
埼 玉	文光堂書店・埼玉医科大学店
	大学書房・大宮店
千 葉	志学書店
東 京	文光堂書店・本郷店
	文光堂書店・外商部
	文光堂書店・日本医科大学店
	医学書院
	稲垣書店
	文進堂書店
	帝京ブックセンター（文進堂書店）
	文光堂書店・板橋日大店
	文光堂書店・杏林大学医学部店
神奈川	鈴文堂

東海・甲信越地区

山 梨	明倫堂書店・甲府店
長 野	明倫堂書店
新 潟	考古堂書店
	考古堂書店・新潟大学医歯学総合病院店
	西村書店
静 岡	ガリバー・浜松店
愛 知	大竹書店
	ガリバー・名古屋営業所
三 重	ワニコ書店

近畿地区

京 都	神陵文庫・京都営業所
	ガリバー・京都店
	辻井書院
大 阪	神陵文庫・大阪支店
	神陵文庫・大阪サービスセンター
	辻井書院・大阪歯科大学天満橋病院売店
	関西医書
	神陵文庫・大阪大学医学部病院店
	神陵文庫・大阪医科大学店
	ワニコ書店
	辻井書院・大阪歯科大学楠葉学舎売店
	神陵文庫・大阪府立大学羽曳野キャンパス店
兵 庫	神陵文庫・本社
奈 良	奈良栗田書店・奈良県立医科大学店
	奈良栗田書店・外商部
和歌山	神陵文庫・和歌山営業所

中国・四国地区

島 根	島根井上書店
岡 山	泰山堂書店・鹿田本店
	神陵文庫・岡山営業所
	泰山堂書店・川崎医科大学店
広 島	井上書店
	神陵文庫・広島営業所
山 口	井上書店
徳 島	久米書店
	久米書店・医大前店

九州・沖縄地区

福 岡	九州神陵文庫・本社
	九州神陵文庫・福岡大学医学部店
	井上書店・小倉店
	九州神陵文庫・九州歯科大学店
	九州神陵文庫・久留米大学医学部店
熊 本	金龍堂・本荘店（外商）
	金龍堂・まるぶん店
	九州神陵文庫・熊本出張所（外商）
	九州神陵文庫・熊本大学医学部病院店
大 分	九州神陵文庫・大分営業所
	九州神陵文庫・大分大学医学部店
宮 崎	田中図書販売（外商）
	メディカル田中
鹿児島	九州神陵文庫・鹿児島営業所

＊医学書専門店の全店舗（本・支店，営業所，外商部）が認定店です。各書店へのアクセスは本協会ホームページから可能です。

2020.01作成

　日本医書出版協会では上記書店を医学書の専門店として認定しております。本協会認定証のある書店では，医学・看護書に関する専門的知識をもった経験豊かな係員が皆様のご購入に際して，ご相談やお問い合わせに応えさせていただきます。
　また正確で新しい情報を常にキャッチし，見やすい商品構成などにも心がけて皆様をお迎えいたします。医学書・看護書をご購入の際は，お気軽に，安心して認定店をご利用賜りますようご案内申し上げます。

JMPA　一般社団法人
日本医書出版協会
https://www.medbooks.or.jp/

〒113-0033
東京都文京区本郷5-1-13 KSビル7F
TEL (03)3818-0160　　FAX (03)3818-0159

PEPARS No.157：46-55, 2020

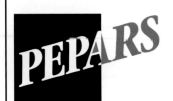

◆特集／褥瘡治療のアップデート

日常診療で役立つ褥瘡の デブリードマン

匂坂正信*1　奈良誠之*2　二階堂有加*3

Key Words：デブリードマン(debridement)，褥瘡(pressure ulcer)，ハイドロサージェリー(hydrosurgery)

Abstract　　褥瘡治療において形成外科医が担うべき役割は，患者の病態を把握し，的確なタイミングで外科的デブリードマンを施行し，適切な処置方法を患者家族や医療スタッフと共有し，褥瘡を治癒に向かわせることである．
　本稿では，① 感染の有無，② 治療介入した場合のゴール設定の 2 つの観点から，どのような場合がデブリードマンの適応となるか，また外来処置室やベッドサイドで施行可能なデブリードマンの具体的な方法と工夫について，外科的デブリードマンを中心に解説した．

はじめに

　形成外科医が日常診療において，褥瘡治療に携わるのは，大別して他施設や在宅からの外来患者と，褥瘡回診で治療にあたる入院患者が対象である．患者は高齢者が多いため，できるだけ低侵襲な治療を行いたいが，時には外科的介入が必要なこともあり，その判断に苦慮することはしばしばある．また褥瘡治療にはマンパワーが必要であり，限られた医療資源の中で，効果的な治療の道筋をつけることが，我々形成外科医には求められている．

　本稿では，① 感染の有無，② 治療介入した場合のゴール設定の 2 つの観点から，どのような場合がデブリードマンの適応となるか，また外来処置室やベッドサイドで施行可能なデブリードマンの具体的な方法と工夫について解説する．

*1 Masanobu SAKISAKA，〒422-8527　静岡市
　　駿河区小鹿 1 丁目 1 番 1 号　静岡済生会総合病
　　院形成外科，科長
*2 Masayuki NARA，同
*3 Arika NIKAIDOH，同

デブリードマン

　壊死組織は死滅した細胞，フィブリンや膿を含有しているため，細菌が増殖する温床となり，感染の原因となって炎症を遷延させ，創修復過程を遅延させる．そのため褥瘡の治癒は，壊死組織を除去しないと始まらない．ただし，褥瘡が踵や外果などの下肢に生じている場合は，末梢動脈疾患や重症下肢虚血であるリスクがあるため，まずは血流評価が優先される(図 1)．

　デブリードマンの種類について簡単に解説する．

1．外科的デブリードマン

　外科的デブリードマンにはシャープデブリードマン(sharp debridement)とサージカルデブリードマン(surgical debridement)の 2 種類がある[1]．シャープデブリードマンは血流がなく浸軟した壊死組織(スラフ)を，メスや剪刀などを用いて，疼痛や出血を伴うことなく可及的に切除することである．これを創処置毎に少しずつ行うことで(メンテナンスデブリードマン)，侵襲は非常に小さくなる．

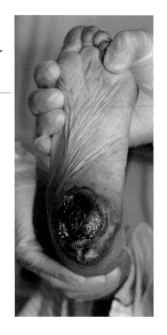

図 1.
虚血肢の踵の褥瘡
感染合併がなければ，積極的な外科的デブリードマンは行わない方がよい.

一方，サージカルデブリードマンとは，手術室などで新鮮な健常組織が露出するまで，電気メスなどを用いて止血しながら壊死組織を切除することを指す．こちらは出血や疼痛などの侵襲を伴うものであり，高齢者においては，時には出血や脱水などによって急な全身状態の悪化を招くリスクがある．固く乾燥した壊死組織が認められ，壊死組織と健常組織の間が融解していない場合は，シャープデブリードマンではなく，サージカルデブリードマンの適応となる.

またサージカルデブリードマンを，特に踵部褥瘡などに対して施行すると，踵骨が露出するリスクがあり，さらに虚血肢の場合は壊死が拡大するので，後述する自己融解デブリードマンを選択する方が望ましい[2].

2．物理的デブリードマン

壊死組織が除去された後に形成される肉芽組織表面には，フィブリン膜を認めることが多い．これは細菌を含有しており，創傷治癒を阻害するバイオフィルムである．フィブリン膜を鋭匙などで物理的に除去することを，物理的デブリードマンと呼ぶ．これにより肉芽組織表面が露出するため，b-FGF などの薬剤が肉芽組織を形成する線維芽細胞や血管内皮細胞に到達しやすくなる.

3．化学的デブリードマン

壊死組織を分解する蛋白分解酵素剤を用いる.

4．自己融解的デブリードマン

生体にもともと備わっている壊死組織を溶かす作用であり，ハイドロジェル（プロトザン®）やスルファジアジン銀（ゲーベン® クリーム）などで促進させることが多い．これによって壊死組織の辺縁が下床から浮いてきた部分に対して，シャープデブリードマンを組み合わせて治療を行う.

5．生物学的デブリードマン

医療用の Maggot（ヒロズキンバエの幼虫）に壊死組織を貪食させる治療法．最も褥瘡発生頻度が高い，仙骨部や体幹の褥瘡においては，体位交換に

よって Maggot がつぶれたり，活動する空間がなくなる等の理由から，使用が困難なことが多い[2].

デブリードマンの適応

褥瘡予防・管理ガイドライン（第4版，2015年）によると，外科的デブリードマンの適応は，①膿汁や悪臭，あるいは骨髄炎を伴う感染褥瘡，②壊死組織と周囲の健常組織との境界が明瞭となった褥瘡（急性期：3週間が経過したもの），③感染が沈静化しており保存的治療では改善しない壊死組織が残存した褥瘡，④皮下組織以上に及ぶ褥瘡（治癒までに長期間を要するため）の4つであり，推奨度はC1となっている[3)~5)].

褥瘡患者は脳梗塞後などで，抗血小板薬や抗凝固薬の内服をしている場合が多い．出血のリスクがあっても，デブリードマンを優先するのは，感染を合併している場合であるため，感染の有無による処置方法の選択の違いを述べる．また，外来フォローで診ていく患者と，褥瘡回診で診察する入院患者とでは，デブリードマン後の出血のリスクを考慮すると，デブリードマンの方法は分けて考える必要がある.

1．感染合併時

感染を合併しているか否かで，積極的な外科的デブリードマンの適応を判断する．前述のごと

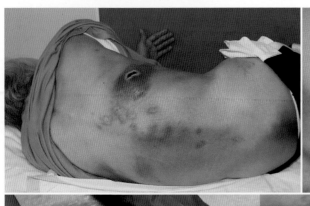
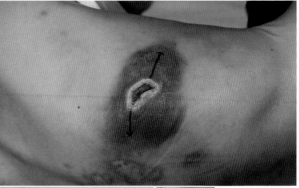
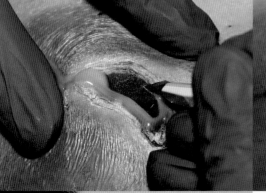
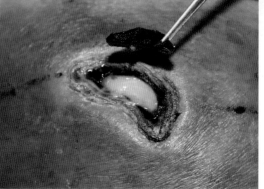

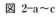

図 2-a～c.

a：右背部褥瘡感染

　施設入所中で，ほぼ寝たきりの患者．壊死組織の周囲には発赤・腫脹を，深部には液体貯留を認めた．

b：ポケット切開のデザイン

　施設で洗浄処置が十分に行えるよう，ポケット切開を外来処置室で行う方針とした．抗血小板薬を内服中であったが，当科では処置室にバイポーラーを常備しているため，外科的デブリードマンを行う方針とした．

c：壊死組織の除去

　抗血小板薬を内服中のため，健常皮膚を損傷して出血しないよう，まずは壊死組織の中でデブリードマンを施行した．排膿があれば培養に提出する．可能であれば皮膚創縁の壊死組織も除去する．

く，抗血小板薬や抗凝固薬を内服中の患者の場合も，発熱を認めており，皮下に波動を触れ，皮膚の所見でも明らかな感染徴候を認めている場合は，切開排膿だけでも施行して膿の有無を確認する必要がある[4]．

　また，ポケット切開の適応だが，ポケット下に壊死組織の存在が疑われ，保存的治療を行っても改善しない場合は，褥瘡予防・管理ガイドラインでは推奨度がBとされている[3]．

　褥瘡の開窓部が小さく，シリンジなどを刺入しないと洗浄が困難な場合や，皮下に広範囲なポケットを認めている時は，ポケット切開を施行し，十分な洗浄処置が行えるようにする(図 2-a～f)．ただし，褥瘡の開窓部が大きく，ポケット下に明らかな壊死組織がないことが確認でき，患者の家族や施設職員，訪問看護師によって確実に洗浄処置が可能である場合は不要と考えている(図 3-a，b)．

　処置時は電気メスやバイポーラーによる焼灼止血が可能な準備を行い，処置後はカルトスタット®などの止血剤を貼付し，ガーゼ圧迫止血を行う(図 2-g)．

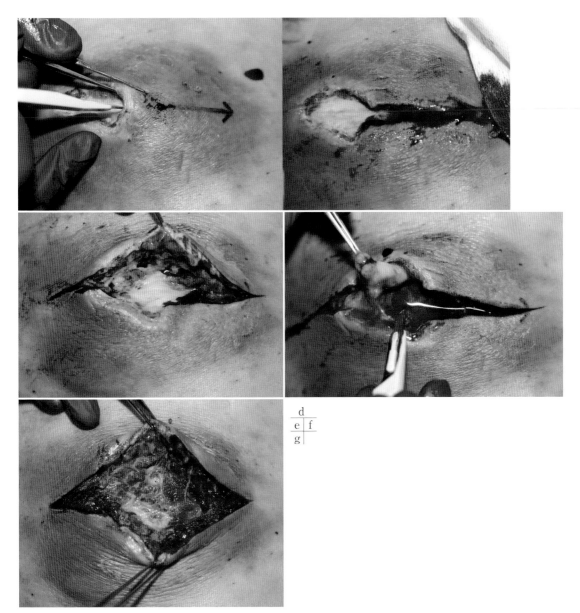

図 2-d〜g.

d：ポケット切開
　触診や鑷子を挿入して皮下ポケットの範囲を確認後，切開する範囲を決
　定する．11番メスの刃を上向きに用いて，ポケット切開を施行した．

e：ポケット切開
　逆側も同様に，皮膚を切開した．

f：褥瘡底部のデブリードマン
　融解し，下床から浮いてきている壊死組織を除去する．

g：洗浄処置後の状態
　バイポーラーで焼灼止血後に生食洗浄し，ガーゼ圧迫を施行する．

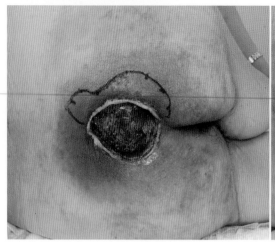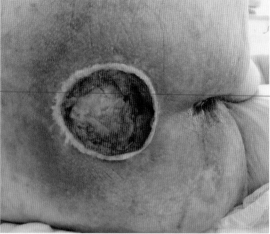

図 3.

a｜b

a：積極的なポケット切開が不要な仙骨部褥瘡

　黒線の範囲で皮下ポケットを認めた．開窓部が広かったため，ポ
　ケット切開は行わず，保存的加療を行った．

b：保存的加療 1 か月後

　洗浄と b-FGF，カデックス® 軟膏処置により，1 か月後に皮下ポ
　ケットは埋まった．

A．外来患者

　デブリードマン施行後は次回外来を，可能であ
れば翌日に，難しければ数日後〜1 週以内に予定
し，感染が沈静化するまではやや頻回に創部を
チェックする．感染コントロールがつけば，外科
的デブリードマンは最小限度とし，後述する自己
融解的デブリードマンで壊死組織の除去を行って
いく．

B．入院患者

　デブリードマンの翌日に創部の止血チェックを
行い，その後は 1〜2 週間に 1 回の褥瘡回診時に，
外科的デブリードマン（シャープデブリードマン）
を繰り返し行う．他科に入院中の患者である場合
もあり，事前に患者の状態を把握し，全身状態に
影響を与えないよう，出血などの侵襲には十分に
注意する必要がある．

2．感染を認めない場合

　壊死組織の除去を急ぐ必要がないため，外科的
デブリードマンよりも自己融解的デブリードマン
を用いることが多い．硬い壊死組織に対しては，
切開を浅く格子状に加えて，サルファジアジン銀
（ゲーベン® クリーム）などの軟膏が早く浸透し，
壊死組織が浸軟しやすくなるような工夫を行う

（図 4-a〜e）．また壊死組織に切開を加えることに
より，褥瘡深部に膿が貯留するリスクを軽減する
こともできる．

　ただし，感染が落ち着いている場合も壊死組織
が多い場合は，感染リスクを減らし，肉芽組織形
成を促進する目的で外科的デブリードマンを行う
ことがある．当科では VERSAJET® Hydrosur-
gery System（スミス・アンド・ネフューウンドマ
ネジメント社，英国）を用いたハイドロサージェ
リーによるデブリードマンを外来で施行すること
がある（図 5-a）．これは，高圧ジェット水流を用
いて創面の壊死組織を洗浄しながら切除吸引する
水圧式ナイフであり，水圧式デブリードマン加算
として保険収載されている[6]〜[8]．デブリードマン
と洗浄効果を併せ持つ機器であるが，術野から水
はほとんど飛散しないため，特別な吸引は不要で
あり，吸水性パットを敷くのみで処置室でも使用
可能である（図 5-b）．外来ではあくまで，シャー
プデブリードマンの範囲内（下床から浮いた壊死
組織の除去）で施行し，出血や大容量の洗浄処置
が予想される場合は，手術室で用いる．

A．外来患者

　感染を認めていない場合は 1〜2 か月に 1 回の外

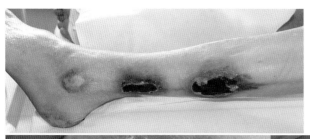

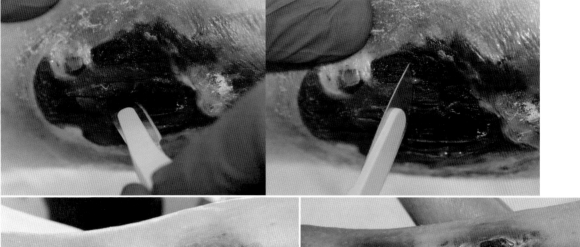

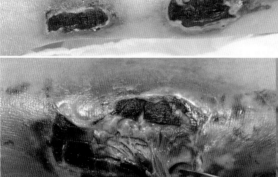
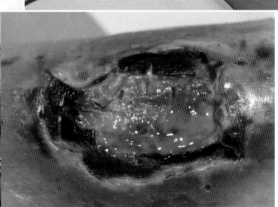

a	
b	
c	d
e	

図 4.

a：左下腿後面の褥瘡
　乾燥した黒色壊死組織を認めた.

b：壊死組織の切開
　壊死組織に格子状の切開を加える. 出血させないよう, 浅めに切ることを心掛ける.

c：自己融解的デブリードマン
　作成した壊死組織の切れ込みから, 薬剤が浸透し, 自己融解的デブリードマンを促進させる. 本症例ではサルファジアジン銀(ゲーベン® クリーム)を外用した.

d：1週間後
　壊死組織は浸軟し, 下床から浮いてきた.

e：外科的デブリードマンを追加する.
　浸軟した壊死組織は, 出血させることなく切除が可能である. 慣れないうちは下床側の健常組織ではなく, 血流がない壊死組織側を切除する.

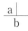

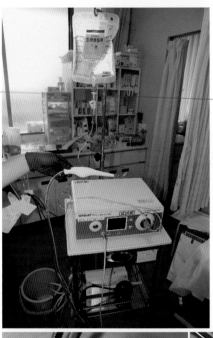

図 5.
a：ハイドロサージェリーによるデブリードマン
　VERSAJET® Hydrosurgery System（スミス・アン
　ド・ネフューウンドマネジメント社，英国）を用いてデ
　ブリードマンを施行した．
　吸引器は不要だが，洗浄液を回収するためのバケツは
　必要である．
b：ハイドロサージェリーによるデブリードマン
　強さは10段階調節が可能であり，水圧が強過ぎると皮
　膚も切ってしまうため，今回は6で施行した（最弱1，
　最強10）．
　除去した壊死組織と洗浄液は回収されるため，吸水性
　のパットを敷くのみで，特に吸引機器は使用しなくて
　も，処置室での使用が可能だった．
　（左：処置前，右：処置直後）

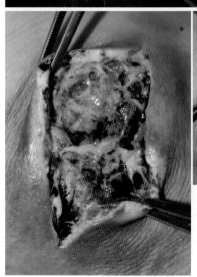
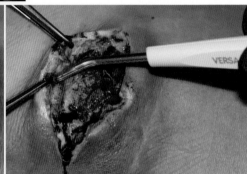
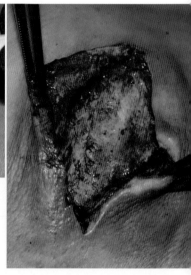

来フォローを行う．

B．入院患者

　1〜2週間に1回の褥瘡回診時にメンテナンスデ
ブリードマンを行う．

治療のゴール設定

　患者背景によって治療のゴールは異なり，手術
で皮弁移植まで行って最短の期間で治癒させる必
要があるか，または感染制御を行って，在宅や施
設での洗浄処置継続が安全に可能な状態を維持し
ながら治癒を目指すかを判断する．

**1．感染合併のリスクを軽減し，在宅や施設で
　　治療（外来フォロー）**

　褥瘡治療を行う場合，全ての患者を入院させて
いては患者の介助に必要な医療スタッフのマンパ
ワーが足りなくなる．そのため，家族やもともと
在宅で利用されていた訪問看護，訪問診療などの
医療サービスとも連携して，治療を進めることが
重要だと考える．

　その中で形成外科医が担うべき役割は，感染の
リスクである壊死組織をなくし，創面を肉芽組織
で覆うための適切な処置と，使用する軟膏などの

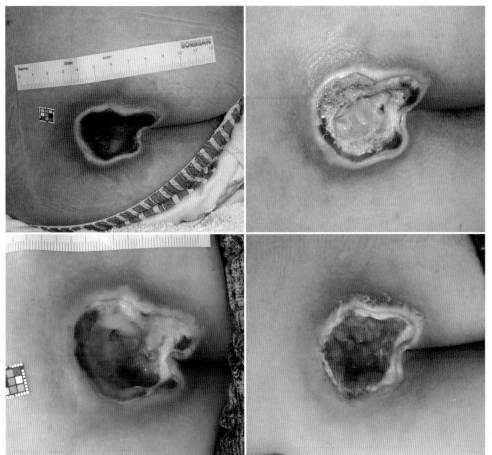

<table>
<tr><td>a</td><td>b</td></tr>
<tr><td>c</td><td>d</td></tr>
<tr><td>e</td><td></td></tr>
</table>

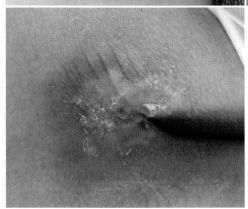

図 6.
デブリードマン後に保存治療で治癒に至った症例
外科的デブリードマンを外来で施行し，その後は b-FGF，
カデキソマーヨード（カデックス®軟膏）外用で保存的に加療
した．栄養状態がよい患者であり，2か月間で治癒に至った．
　a：デブリードマン前
　b：デブリードマン 3 日後
　c：1 週間後
　d：2 週間後．創面はほぼ肉芽組織のみ
　e：2 か月後．治癒した．

薬剤の選択，処置方法の指導である．患者の栄養状態がよく，適切な処置と体位交換が施行されれば，時間はかかるが，治癒に至る場合もある（図6）．

　外来治療が中心となるため，必要最小限度の外科的デブリードマンと自己融解的デブリードマンを組み合わせて治療を行う．当科では，壊死組織がある程度除去できた後は，1〜2か月に1回程度の外来フォローで治療を行っている．しかし，感染合併や褥瘡の増悪によって追加のデブリードマンが必要な時や，創面に骨が露出しており，局所陰圧閉鎖療法（NPWT）によって早期に肉芽形成を図りたい時は，入院加療を考慮する．

2．外科的再建術によって褥瘡を治癒させる（入院管理）

皮下組織より深層に達した褥瘡や骨髄炎を伴う

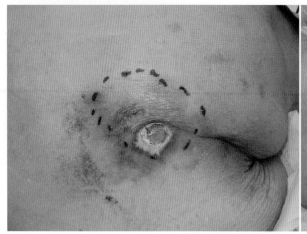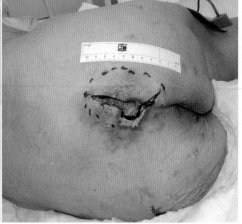

図 7. 仙骨部褥瘡のポケット切開
VY 皮弁を予定しているため，切開の向きは，頭尾側方向とした．

もの，また保存的治療で治癒を望めない場合は，外科的再建術を積極的に検討すべきである[3]．

その中でも，元々の ADL は保たれているが，何らかの疾病により，長期臥床を余儀なくされ，褥瘡が発症し，現時点では ADL の改善が見込める患者や，褥瘡が治癒すれば自宅や施設への退院が可能である患者などが，外科的再建術の適応と考える．当科ではデブリードマンと皮弁形成術による再建の，二期的手術を予定することが多い．

1 回目の入院では外科的デブリードマン（サージカルデブリードマン）で壊死組織を完全に除去する．ポケット切開を行う場合は，予定している皮弁のデザインに干渉しない切開を行う必要がある（図 7）．

その後は wound preparation のために NPWT を開始するが，約 1 か月間は必要であるため，関連施設などがあれば，一旦転院させて NPWT を施行する場合もある．特に最近は，周期的自動洗浄液注入機能付き NPWT（NPWT instillation and dwell time；NPWTi-d）が登場し，骨が創面に露出したような創部も，周期的に洗浄液を浸漬させて洗浄し，NPWT を施行することで，感染制御を行いながら創傷治癒を促すことが可能となった[9][10]．

創面が肉芽組織で完全に覆われた時点で，皮弁形成術などの再建手術を行う．長期の治療計画となるので，術前に本人と家族に十分に説明してお

く必要がある．

まとめ

感染の有無と治療介入した場合のゴール設定の 2 つの観点から，どのような場合がデブリードマンの適応となるか，また状況に応じた具体的なデブリードマンの方法と工夫について解説した．

参考文献

1) The wound healing and management node group：Surgical and conservative sharp wound debridement for chronic wounds. Wound Practice and Research. **19**：29-31, 2011.
2) 大浦紀彦ほか：特殊な創傷のデブリードマン（1）―褥瘡のデブリードマン―．形成外科．**61**（6）：676-684，2018.
3) 門野岳史ほか：褥瘡予防・管理ガイドライン（第 4 版）．褥瘡会誌．**17**（4）：487-557，2015.
4) Bergstrom, N., et al.：Pressure ulcer treatment. Clinical practice guideline：Quick reference guide for clinicians. No. 15. Rockville, MD：U. S. Department of Health and Human Services：Public Health Service, Agency for Health Care Policy and Research. AHCPR Pub, No. 95-0653, 1994.
5) Galpin, J. E., et al.：Sepsis associated with decubitus ulcers. Am J Med. **61**（3）：346-350, 1986.
6) 栗原 健：【Advanced Wound Care の最前線】Device を用いた新しいデブリードマン．PEPARS. **126**：5-12，2017.

7) Klein, M. B., et al. : The versajet water dissector : a new tool for tangential excision. J Burn Care Rehabil. **26**(6) : 483-487, 2005.

8) National Institute for Health and Clinical Excellence. The versajet Ⅱ hydrosurgery system for surgical debridement of acute and chronic wounds and burns NICE guideline(MIB1), 2014.

9) 松永洋明ほか：周期的自動洗浄液注入機能付き NPWT の有用性. 形成外科. **39**(4) : 143-150, 2019.

10) Kim, P. J., et al. : Negative Pressure Wound Therapy With Instillation : Review of Evidence and Recommendations. Wounds : S2-S19, 2015.

形成外科領域雑誌　ペパーズ

PEPARS　大好評 増大号

ベーシック＆アドバンス 皮弁テクニック

No. **135**　2018年3月増大号
オールカラー　160頁
定価（本体価格 5,200円＋税）

編集／長崎大学教授　田中克己

第一線で活躍するエキスパートたちの皮弁術のコツを一挙公開！
明日から使える Tips が盛りだくさんの1冊！

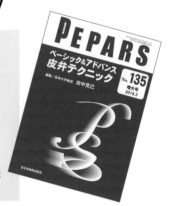

実践！ よくわかる縫合の基本講座

No. **123**　2017年3月増大号
オールカラー　192頁
定価（本体価格 5,200円＋税）

編集／東京医科大学兼任教授　菅又　章

形成外科の基本の"キ"。
外科医に必要な"きれいな"縫合のコツをエキスパート執筆陣が伝授！

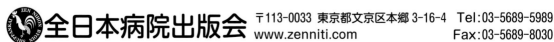

全日本病院出版会　〒113-0033 東京都文京区本郷 3-16-4　Tel：03-5689-5989
www.zenniti.com　　　　　　　　　　　　　　　　　　Fax：03-5689-8030

PEPARS No.157：57-64, 2020

◆特集／褥瘡治療のアップデート

褥瘡の再建手術

石川昌一[*1]　市岡　滋[*2]

Key Words：褥瘡（pressure ulcer），仙骨部（sacrum），坐骨部（ischium），大転子部（trochanter），穿通枝皮弁（perforator flap）

Abstract　　褥瘡は再発率が高いため，再発を念頭に置いた再建術式が望ましい．われわれは褥瘡の再建手術として手術侵襲が少ない穿通枝皮弁を主に用いており，仙骨部褥瘡には上殿動脈穿通枝皮弁か VY 前進皮弁を，坐骨部褥瘡には内陰部動脈穿通枝皮弁か下殿動脈穿通枝皮弁を，大転子部褥瘡には大腿筋膜張筋穿通枝皮弁か傍転子部穿通枝皮弁を適用している．これらの皮弁の多くは褥瘡の近傍に存在する穿通枝が栄養血管であり，皮弁の大きさ，手術操作を加える範囲ともに最小限である．そのため，他の皮弁を作成する余地を残すことができ，褥瘡の再建術式として最適である．

再建手術の適応

　保存的治療では治癒までに長期間を要する大きな褥瘡で，全身状態が手術に耐えることができれば，われわれは再建手術の適応としている．

　再建手術の適応となる褥瘡は，壊死組織や感染組織が付着し，骨髄炎を伴っていることが多い．そのため，再建手術は一期的には行わず，デブリードマン後に抗生剤や局所陰圧閉鎖療法などで wound bed preparation を行い，感染が沈静化し良好な肉芽が形成されてから，二期的に行う．

褥瘡の再建手術

　褥瘡の再建手術として以前は筋皮弁が用いられていたが，最近は穿通枝皮弁が用いられることが多い[1]．われわれも皮弁の大きさ，手術操作を加える範囲ともに最小限で，再発時に備えて他の皮弁を作成する余地を残すことができるという理由から，褥瘡の近傍に存在する穿通枝を栄養血管と

する穿通枝皮弁を主に用いている．

　皮弁の栄養血管となる穿通枝は術前にドップラーエコーで確認しておく．術中のデブリードマンにより術前に確認した穿通枝が損傷されることもあるため，皮弁挙上の直前に再度ドップラーエコーで穿通枝を確認する必要がある．

　穿通枝皮弁はデザインの自由度が高く，様々な皮弁のデザインが可能である．われわれは横転皮弁（transposition flap）として用いることが多く，皮弁を欠損へ移動する際の回転角度が 120° 以下になるようデザインしている．その理由は，回転角度が 120° 以下だと，皮弁の基部の皮膚を切開しなくても，穿通枝周囲に緊張がかからずに皮弁を欠損へ移動できるためである．加えて，穿通枝周囲の煩雑な剝離操作も不要であるため，手術手技が簡便で，手術時間も短くて済む．一方，回転角度が 120° 以上だと，皮弁を欠損へ移動する際に穿通枝周囲がねじれて，皮弁の血流が不安定になることがある．その場合には，皮弁の基部の皮膚を切開して島状皮弁とし，穿通枝周囲の軟部組織も剝離する．また，皮弁の幅が広い場合も，島状皮弁とした方が，穿通枝周囲に緊張がかからずに皮弁を欠損へ移動できる．

[*1] Shoichi ISHIKAWA，〒350-0495　埼玉県入間郡毛呂山町毛呂本郷 38　埼玉医科大学形成外科，助教
[*2] Shigeru ICHIOKA，同，教授

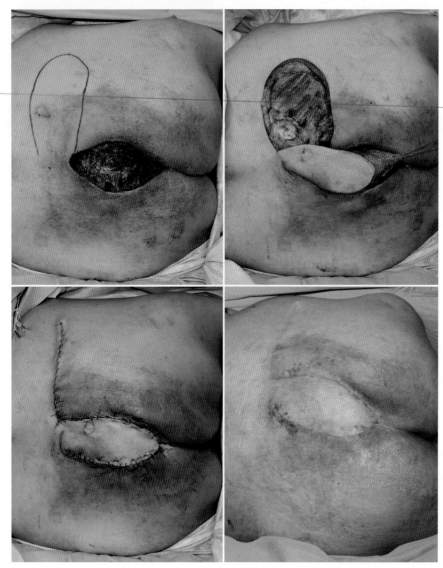

図 1.
a：上殿動脈穿通枝皮弁のデザイン
b：皮弁を大殿筋上で挙上し，皮弁の脂肪組織をポケットに充填した．
c：手術終了時
d：術後 3 か月

仙骨部褥瘡の再建

　小さい褥瘡や細長い褥瘡に対しては上殿動脈穿通枝皮弁（Superior gluteal artery perforator flap；SGAP flap)[2]を，大きな褥瘡や丸い褥瘡，ポケットが大きな褥瘡に対してはVY前進皮弁（VY advancement flap)[3]を用いる．褥瘡の大小における明確な基準はないが，欠損の幅が 8 cm 以下であれば，手術操作を加える範囲が少ない上殿動脈穿通枝皮弁を選択し，欠損の幅が 8 cm 以上であれば，上殿動脈穿通枝皮弁では皮弁採取部を閉創できないため，VY前進皮弁を選択することが多い．

　体位は皮弁採取側を上にした側臥位とし，褥瘡が大きく左右両側から VY 前進皮弁を挙上する可能性がある場合には腹臥位とする．皮膚欠損やポケットの位置によって皮弁を採取する側を決定するが，左右どちらから採取するか悩む場合には利き手側から皮弁を採取する．その理由は，術後 2 週間は皮弁採取側を上にした側臥位で管理するため，利き手側から皮弁を採取した方が食事摂取などの点において患者の術後の QOL が高くなるためである．

1．上殿動脈穿通枝皮弁（図 1）

　仙骨部周囲の上殿動脈の穿通枝を栄養血管とする皮弁である．縦長の細長い褥瘡であれば，褥瘡の頭側に存在する穿通枝を基部として上殿部の横

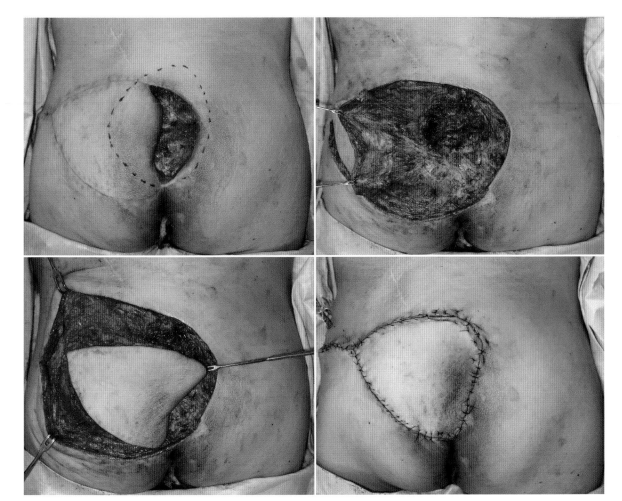

a | b
c | d

図 2.
a：再発例のため以前の VY 前進皮弁を再利用した.
b：ポケットを利用し，皮弁の正中側を剝離した.
c：皮弁外側の大殿筋上を剝離し，大殿筋の一部を切離した.
d：手術終了時

方向に皮弁をデザインする(図 1-a). このデザインのように上殿部から横方向の皮弁を採取すると，同側の殿部に他の皮弁を作成する余地を残すことができる[4].

　皮弁は大殿筋上で挙上する. ポケットがある症例では，ポケットに充塡するため脂肪組織を多く付着させる(図 1-b).

2．VY 前進皮弁(図 2)

　大殿筋中央の上殿動脈や下殿動脈の穿通枝を栄養血管とする皮弁である. 再発時に再利用できるように大きな皮弁を作成する(図 2-a). 皮膚欠損やポケットの位置によって，横方向か大殿筋の走行に沿った斜め方向に皮弁をデザインする. 大き

なポケットがある症例では，ポケット上の皮膚，軟部組織を皮弁の一部として利用する(図 2-b).

　皮弁の正中側を大殿筋上で剝離するとともに，皮弁を正中側に牽引しながら皮弁外側の大殿筋上の剝離を行う(図 2-c). 皮弁の正中側を広範囲に剝離すると，皮弁先端の血流が不安定になる. そのため，皮弁の正中側の剝離は最低限とし，皮弁外側の大殿筋上の剝離により大殿筋の可動性を増やした方が，安全に皮弁を移動することができる. さらに皮弁の移動距離が必要な場合には，皮弁外側の大殿筋を切離する[3].

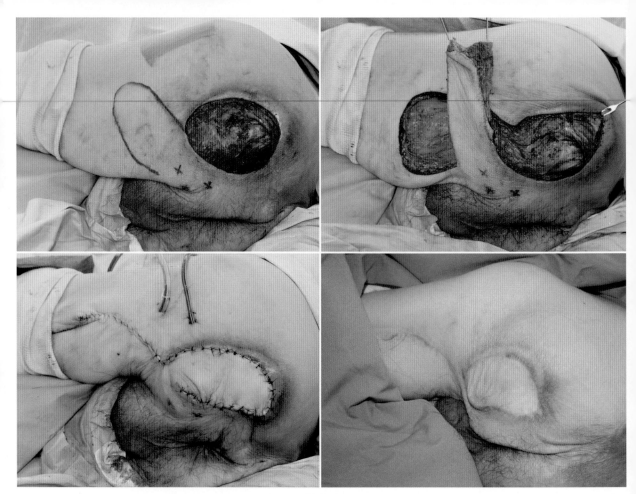

図 3.

a：内陰部動脈穿通枝皮弁のデザイン
b：ポケットに充填する脂肪組織を付着させ，皮弁を浅筋膜下で挙上した.
c：手術終了時
d：術後 3 か月

a	b
c	d

坐骨部褥瘡の再建

　褥瘡の位置や必要な軟部組織の量から内陰部動脈穿通枝皮弁（Internal pudendal artery perforator flap；IPAP flap）[5]か下殿動脈穿通枝皮弁（Inferior gluteal artery perforator flap；IGAP flap）[6]を選択する. 皮弁の大きさ，手術操作を加える範囲ともに最小限にするため，褥瘡が頭側寄りであれば内陰部動脈穿通枝皮弁を，足側寄りであれば下殿動脈穿通枝皮弁を選択する.

　以前は，皮膚欠損が小さく軟部組織欠損が大きければ島状大殿筋皮弁（Gluteal island flap）を，皮膚欠損が大きければ後部大腿皮弁（posterior thigh flap）を選択していた[7]. しかし，島状大殿筋皮弁，後部大腿皮弁ともに手術侵襲が大きく，褥瘡の近傍に存在する穿通枝を犠牲にする可能性がある. そのため，最近は内陰部動脈穿通枝皮弁か下殿動脈穿通枝皮弁を検討し，それらを用いることができない場合のみ島状大殿筋皮弁や後部大腿皮弁を選択している.

　体位は患側を上にした側臥位で股関節を屈曲位とし，術中に股関節を動かせるようにする. 座位を想定して股関節を屈曲し，坐骨の突出があれば削った方がよいが，削り過ぎると座位時のバランスが崩れるため，注意が必要である.

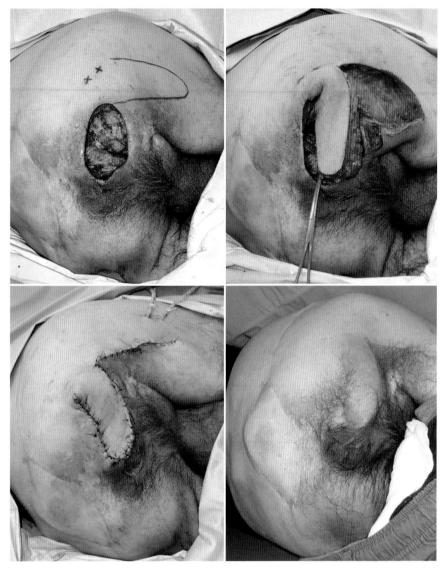

図 4.
a：下殿動脈穿通枝皮弁のデザイン
b：ポケットに充填する脂肪組織を付着させ，皮弁を浅筋膜下で挙上した．
c：手術終了時
d：術後 1 年

1．内陰部動脈穿通枝皮弁（図 3）

内陰部動脈穿通枝皮弁は坐骨部，肛門，腟口または陰嚢の三角形の間に存在する内陰部動脈の穿通枝を栄養血管とする皮弁である[5]．褥瘡が足側寄りにある場合，本皮弁の栄養血管となる穿通枝が損傷されていることがあるため，注意を要する．穿通枝を基部として大腿内側や大腿後面に皮弁をデザインする（図 3-a）．大腿内側や大腿後側は脂肪組織が豊富なため，深い欠損にも対応できる（図 3-b）．

皮弁は大殿筋が存在する部位では大殿筋上で，大殿筋より足側では欠損の深さに応じて浅筋膜下もしくは深筋膜上で挙上する（図 3-b）．皮弁採取部は緊張なく閉創できることが多い．

2．下殿動脈穿通枝皮弁（図 4）

下殿動脈穿通枝皮弁は大殿筋の中央付近に存在する下殿動脈の穿通枝を栄養血管とする皮弁である．穿通枝を基部として大殿筋上か大腿後側に皮弁をデザインする（図 4-a）．大殿筋上は大腿後側に比べると脂肪組織が少ないため，軟部組織が必要な場合には大腿後側から皮弁を採取する．皮弁は大殿筋が存在する部位では大殿筋上で，大殿筋より足側では欠損の深さに応じて浅筋膜下もしくは深筋膜上で挙上する（図 4-b）．大殿筋上から皮弁を採取した場合，閉創時に緊張が強いことが多い．

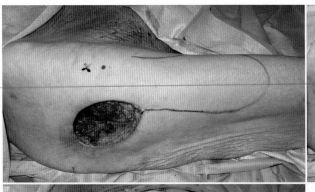
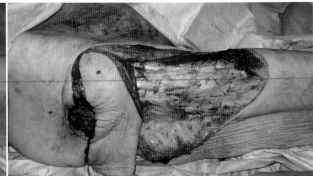
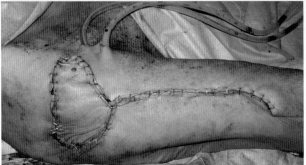

<table>
<tr><td>a</td><td>b</td></tr>
<tr><td>c</td><td></td></tr>
</table>

図 5.
a：大腿筋膜張筋穿通枝皮弁のデザイン
b：皮弁を大腿筋膜張筋上で挙上した.
　皮弁の幅が広いため，島状皮弁とした.
c：手術終了時

大転子部褥瘡の再建

　褥瘡の位置により，前側寄りであれば大腿筋膜張筋穿通枝皮弁(Tensor fascia lata perforator flap；TFLP flap)[8]を，後側寄りであれば傍転子部穿通枝皮弁(Para-tronchanteric perforator flap)を選択する.

　以前は，すべての大転子部褥瘡に対して大腿筋膜張筋皮弁(tensor fascia lata flap；TFL flap)のみを適用していた．しかし，最近では大腿筋膜張筋を含まない大腿筋膜張筋穿通枝皮弁を用いることが多い．その理由は，大腿筋膜張筋を含まなくても血流が安定しており，手術侵襲も少ないためである[8]．さらに褥瘡の位置に応じて大腿筋膜張筋穿通枝皮弁，傍転子部穿通枝皮弁を使い分けることで，皮弁の大きさ，手術操作を加える範囲ともに最小限にすることができる.

　体位は患側を上にした側臥位とし，術中に股関節を動かせるようにする.

1．大腿筋膜張筋穿通枝皮弁(図5)

　上前腸骨棘の8～10 cm下方に存在する外側大腿回旋動脈上行枝の穿通枝を血管茎とする皮弁である．穿通枝を基部として大腿部の前外側に縦方向の皮弁をデザインする(図5-a).

　皮弁は大腿筋膜張筋上で挙上する．皮弁の幅が広い場合には，島状皮弁とした方が穿通枝周囲に緊張がかからずに皮弁を欠損へ移動できる(図5-b).

2．傍転子部穿通枝皮弁(図6)

　大転子部周囲の大腿深動脈外側第一穿通枝や下殿動脈の穿通枝を栄養血管とする皮弁である．大転子の後方や足側に存在する穿通枝を基部として大腿後面に横方向の皮弁をデザインする(図6-a)．皮弁は欠損の深さに応じて浅筋膜下もしくは深筋膜上で挙上する(図6-b)．皮弁採取部を閉創する際，緊張が強いことが多い.

術後管理

　仙骨部褥瘡，坐骨部褥瘡，大転子部褥瘡のいずれも術後管理は同様である．再建術後2週間は皮弁採取側もしくは患側を上にした側臥位で管理する．創部の経過が順調であれば，術後3週目から仰臥位とし，術後4週目からベッドアップ(まずは毎食時30分，角度は30°から開始して，徐々に時

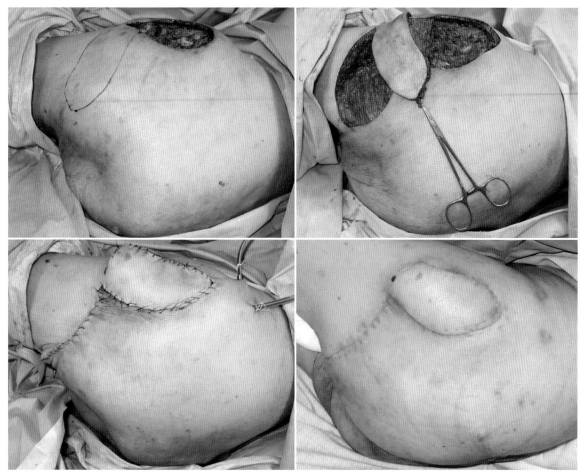

図 6.
a：傍転子部穿通枝皮弁のデザイン
b：皮弁を浅筋膜下で挙上した.
c：手術終了時
d：術後 3 か月

間を増やしていく），術後 5 週目以降に車いすへの
移乗を開始する.

　再建術後は便汚染を予防するため，ガーゼの上
からフィルムドレッシングを貼付する．持続吸引
ドレーンは，血液や漿液の排液だけではなく，持
続陰圧負荷により皮弁と下床を生着させる役割も
あるため，排液量が少なくても最低 7 日間は留置
する．創部が肛門付近にあり再建術後の排便管理
が困難と予想される場合には，肛門プラグや便失
禁管理システム（直腸用カテーテル）を使用する.
これらを使用しても排便管理が困難な場合には，
人工肛門の作成を検討する.

再発予防

　褥瘡のキズを治すだけでは不十分であり，再発
予防のために環境整備，患者教育を調整すること
までが，褥瘡の再建外科医の役割である.

　われわれは，同じ埼玉県内にある国立障害者リ
ハビリテーションセンター病院のシーティング・
クリニックと連携しており，日常生活における
様々な局面での体圧を測定した上で，車いすや
クッションの調整を通して，再発予防のための環
境整備，患者教育を行っている.

参考文献

1) Yang, C. H., et al.：An ideal method for pressure sore reconstruction：a freestyle perforator-based flap. Ann Plast Surg. **66**(2)：179-184, 2011.
Summary　Freestyle perforator-based flap による仙骨部，坐骨部，大転子部褥瘡の再建についての論文.

2) Koshima, I., et al.：The gluteal perforator-based flap for repair of sacral pressure sores. Plast Reconstr Surg. **91**(4)：678-683, 1993.
Summary　上殿動脈穿通枝皮弁による仙骨部褥瘡の再建についての論文.

3) Ichioka, S., et al.：Distal perforator-based fasciocutaneous V-Y flap for treatment of sacral pressure ulcers. Plast Reconstr Surg. **114**(4)：906-909, 2004.
Summary　VY 前進皮弁による仙骨部褥瘡の再建についての論文.

4) 石川昌一，市岡　滋：褥瘡の外科的治療．褥瘡会誌．**21**(1)：18-21，2019.
Summary　褥瘡の再発例に対する再建手術についての論文.

5) Hashimoto, I., et al.：The internal pudendal artery perforator flap：free-style pedicle perforator flaps for vulva, vagina, and buttock reconstruction. Plast Reconstr Surg. **133**(4)：924-933, 2014.
Summary　内陰部動脈穿通枝皮弁についての論文.

6) Kim, Y. S., et al.：Inferior gluteal artery perforator flap：a viable alternative for ischial pressure sores. J Plast Reconstr Aesthet Surg. **62**(10)：1347-1354, 2009.
Summary　下殿動脈穿通枝皮弁による坐骨部褥瘡の再建についての論文.

7) 横川秀樹，市岡　滋：坐骨部褥瘡に対する術式の選択．形成外科．**51**(10)：1163-1171，2008.
Summary　島状大殿筋皮弁や後部大腿皮弁による坐骨部褥瘡の再建についての論文.

8) Kim, Y. H., et al.：Tensor fascia lata flap versus tensor fascia lata perforator-based island flap for the coverage of extensive trochanteric pressure sores. Ann Plast Surg. **70**(6)：684-690, 2013.
Summary　大腿筋膜張筋皮弁と大腿筋膜張筋穿通枝皮弁による大転子部褥瘡の再建についての論文.

PEPARS　No.157：65-75，2020

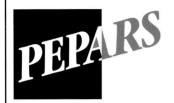

◆特集／褥瘡治療のアップデート

高齢者の褥瘡治療における手術適応や周術期管理，再発予防

池田佳奈枝[*1]　江副京理[*2]

Key Words：褥瘡(pressure ulcer)，手術(surgery)，高齢者(elderly)，適応(indication)，皮弁(flap)，植皮(skin graft)

Abstract　褥瘡治療において手術治療は最も即効性のある治療であるが，高齢者においてはその適応には慎重を要する．褥瘡局所の管理はもちろんであるが，既存疾患に対する治療や周術期の全身管理なくしては褥瘡治癒も得られない．さらに，再発予防のため退院後の環境整備まで計画する必要がある．高齢だからといって全身麻酔や手術の適応にならない，ということはなく，術前に様々な対策を講じることで条件が整えば安全に全身麻酔での手術が可能となる．また，様々な合併症にも対処できる環境を整備することで，術後の治癒率も向上する．しかしながら，高齢者，特に寝たきりの患者の場合，褥瘡が形成されること自体がすでに終末期にあると言っても過言ではなく，手術を行うからには終末期医療も念頭に多職種でのチーム医療が必須である．

はじめに

　日本の高齢者終末期医療は，欧米諸国とは異なり延命治療が選択されることが多く，そのため寝たきりが多いのが現状である[1]．必然的に終末期にある高齢者の褥瘡患者も増加する．保存的治療に反応しない褥瘡は手術を考慮することになるが，一般的に高齢者は，臓器予備能，創傷治癒能，免疫能の低下や複数の併存疾患が存在することが多いため，術後合併症の発生率も高く重篤化した場合には予後不良となる[2]．また，手術治療によって疾患が治癒したとしても，余命の延長には寄与しないため[3]，手術決定には慎重な検討を要する．しかしながら，「高齢」であることが全身麻酔や手術を断念する理由にはならず，術前から術

後，さらには退院後まで様々な評価，計画，治療を行うことで，手術のメリットを十分受けることができる．高齢者に対して褥瘡手術を行うからには，褥瘡局所の治療や全身管理のみならず，終末期医療も含めた計画が必要である．本稿では，高齢者，特に寝たきり(日常生活自立度のランクB，C)や要介護者(要介護4以上)に対する褥瘡治療において，手術適応，手術計画，手術方法，周術期管理，再発予防について説明する．なお，ここでの「手術」とは，ポケット切開やベッドサイドでのデブリードマンなどを含まず，創閉鎖を前提としたデブリードマンや腐骨摘出術，そして皮弁などによる創閉鎖に至るまでの外科的治療を指す．

手術適応

　褥瘡局所の手術適応としては，皮下組織に及ぶ深い褥瘡で，感染や骨髄炎を伴う場合，広範囲にポケット形成を伴う場合であり，保存的治療では長期間を要する場合が適応となる．入院後，手術

*1 Kanae IKEDA，〒065-0017　札幌市東区北17条東14丁目3番2号　札幌道都病院形成外科，部長
*2 Kyori EZOE，同，医長

までの間に保存的治療を行うが，これに反応しない場合には，手術（創閉鎖）を行っても創離開などの術後合併症発生のリスクが高いため，ベッドサイドでのデブリードマンなどの低侵襲の処置のみにとどめておく．

全身状態としては，全身麻酔や手術に耐え得る状態であることが原則であるが，「高齢者」であることが手術を受けることができない理由にはならない[4]．

社会的な適応として，褥瘡があるために療養型病院への入院や施設入所が困難で，自宅での介護も難しい場合も適応となり得る．術前に ADL を評価し，褥瘡発生の原因や背景，環境を調査することが重要であり，それらを踏まえて術後管理や後療法，さらに退院後の環境整備など再発予防に至るまで計画する必要がある．そこまで計画できて初めて手術適応となる．

最終的には，褥瘡治療のゴールをどこに設定するか，終末期医療や延命治療に対する考えや，急変時における対応などを患者家族と十分に話し合うことが重要である．様々なリスクを承知した上で，褥瘡に対する積極的治療を選択した場合，手術への準備を行う．

当院では，2011 年 1 月〜2018 年 6 月まで，65歳以上の褥瘡手術症例は 255 例（65〜102 歳，平均80.7 歳，中央値 80.7 歳）であり，同期間入院の 65歳以上全褥瘡患者 1,325 例の 19.2%であった．前述のように条件を十分に吟味すると手術適応は決して多いものではない．

手術計画

1．局所管理

まずは褥瘡を適切に評価する．DESIGN-R®，CT，MRI，創培養などルーティンの検査を行い，感染や骨髄炎の有無などをチェックする．そして，洗浄，ベッドサイドでの物理的デブリードマンや外用による化学的デブリードマン，ポケット切開，肉芽形成のための NPWT など，ありとあらゆる保存的治療を施行しておく．感染や創離開

といった術後合併症を防ぐためには，術前にwound bed preparation が行われていることが条件である（図 1）．このような術前の治療に反応するかどうかを観察することで，術後合併症の発生をある程度予測することができる．もし前述のような治療によっても肉芽形成不良で治癒傾向が見られない場合には，全身状態として創傷治癒能や免疫能が低下している可能性がある．術後には局所合併症のみならず肺炎などの全身的な合併症も発生する可能性が高く，手術によっても治癒は見込めないことが予想され，皮弁等による創閉鎖手術の適応とはならない．

2．全身管理

高齢者においては褥瘡の局所管理以上に手術に向けての全身管理もまた重要である．全身状態を把握し，可能な限りコンディションを整えておくことは，術後合併症予防や治癒率の向上につながる．

ルーティンで行う検査として，血液生化学検査，胸部 X 線，心電図，心エコー，スパイロメトリー（困難な場合は血液ガス分析）を行い，全身麻酔や手術に耐え得る状態かどうかを検討する．循環器科により「非心臓手術における合併心疾患の評価と管理に関するガイドライン」[5]をもとに，心血管合併症，心血管死の発症率を評価する．ガイドライン上の「重症度の高い心臓の状態」に該当する場合は心疾患治療を優先し，心機能が改善した場合にのみ全身麻酔での手術を施行している．このようなスクリーニングを行うことで，当院では65 歳以上褥瘡手術症例 255 例（2011 年 1 月〜2018年 6 月）において麻酔による心血管イベントの発生はなく，麻酔や手術による死亡はゼロである．

既往歴では，特に創傷治癒に影響を及ぼす疾患について精査・加療を行っておく．糖尿病に対する血糖コントロール[6]や，肺炎や尿路感染症など発熱を伴う消耗性疾患を改善しておく．高齢者では鉄欠乏性貧血や慢性炎症性疾患による貧血の他に，加齢に伴う老人性貧血を呈することもあり，輸血等により改善しておく．また，心血管疾患や

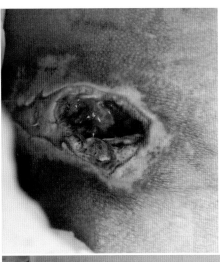

図 1.

89 歳，男性．仙骨部褥瘡

a：初診時．厚い壊死組織がみられる．
b：術前の保存的治療により壊死組織が除去され肉芽形成がみられる．
c：デブリードマン，腐骨摘出後
d：大殿筋穿通枝皮弁で再建
e：術後 1 か月で治癒

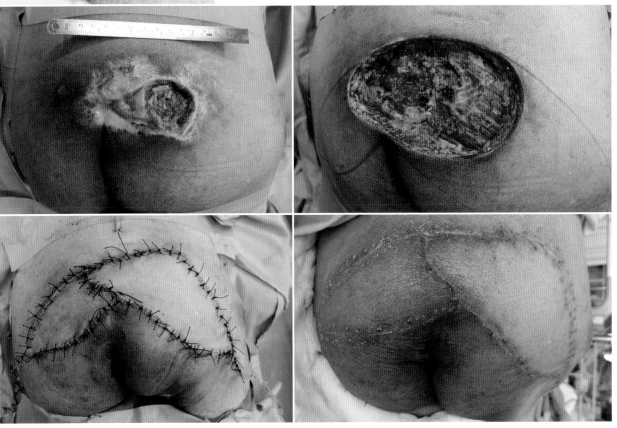

脳血管疾患の既往により抗凝固剤を投与されている場合も多く，ヘパリン化を検討する．さらに，当院では 75 歳以上の患者にはルーティンで認知症検査として長谷川式簡易知能評価スケール（HDS-R）と Minimental State Examination（MMSE）を行い，必要時には頭部 MRI 検査も施行している．意思疎通の程度，危険行動の有無などを確認し，術後安静度が保持可能かどうか評価しておくことは，術式の選択や術後のポジショニングに有用である．

褥瘡治療において栄養状態の改善は必須である．創傷治癒遅延の一因として，除脂肪体重（lean body mass；LBM）の減少が栄養学的に重要であることが報告されており[7]，LBM の維持向上を目

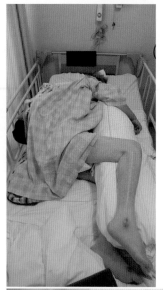
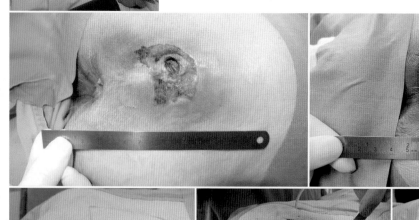
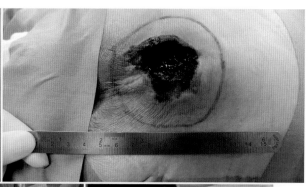
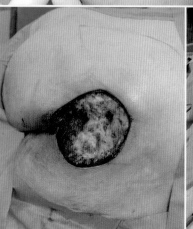
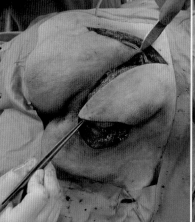
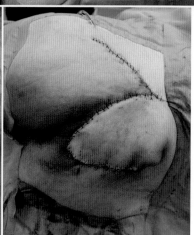
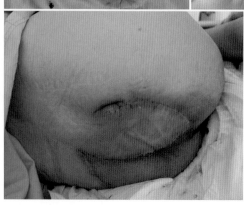

a	
b	c
d	e	f
g	

図 2.

90 歳，女性．仙骨部褥瘡

  a：関節拘縮により，腹臥位が困難な症例

  b：右下側臥位で手術を施行

  c：ポケット範囲をマーキング

  d：デブリードマン，腐骨摘出後

  e：筋膜皮弁を挙上

  f：術直後

  g：術後 1 か月で治癒

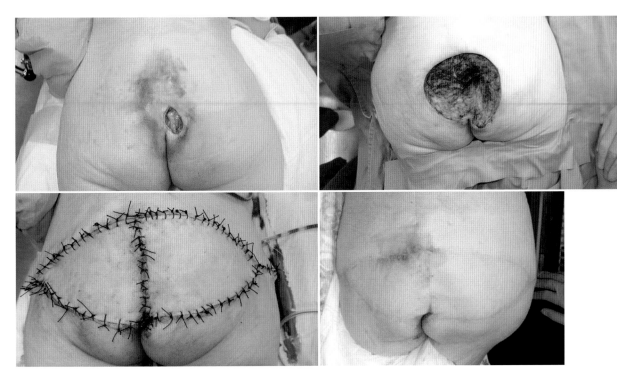

a	b
c	d

図 3. 95 歳, 女性. 仙骨部褥瘡
　a：ポケット被蓋は瘢痕形成が高度であり全切除とする.
　b：デブリードマン, 腐骨摘出後
　c：大殿筋穿通枝皮弁で閉鎖
　d：術後 1 か月で治癒

的として NST が介入し栄養評価を行い, 適切な栄養投与経路を確保する. 経口投与が理想的であるが, 嚥下機能評価の結果, 経口投与が不十分あるいは不能の場合には, 胃瘻造設術を検討する. 栄養投与経路としては経口摂取や経腸栄養が優先される[8]. 腸を介する栄養摂取は生理的であり, 免疫能や感染予防, さらには創傷治癒にも有益である. それらが不可能な場合には完全皮下埋め込み式カテーテル(ポート)を検討する.

　手術時の体位や術後安静のための体位について, リハビリテーション科の介入により評価する. 麻痺, 関節可動域, 関節拘縮, 筋緊張, 体動や座位といった動作能力などを評価し, 術前から積極的にリハビリテーションを行う. 高齢者の褥瘡では仙骨部が多いが, 拘縮などにより手術体位として腹臥位が困難なケースもある(図 2). 術前に可能な体位を確認しておく必要があり, 体位によって再建方法も影響を受けることになる.

　以上のように, 多職種が連携・協働して患者個々人に合わせた管理・計画を行い, 褥瘡局所と全身状態が最適な時期に手術を行う.

手術方法

　高齢者に対して特別な手術方法というものはないが, 麻酔や手術侵襲を考慮する必要はある. 麻酔・手術時間の短縮や出血量を少なくするために, より安全で簡便で確実な方法を選択する.

1. デブリードマン, 腐骨摘出術

　ここで述べるデブリードマンは, 再建を前提とした移植床形成のためのデブリードマンである. 壊死部位より外側の正常皮膚より皮膚切開を行い, 色素沈着や瘢痕部位を含め, 壊死組織を一塊に切除する[9]. 縫合不全を回避するためにも瘢痕は全切除が望ましい(図 3). 潰瘍やポケット, 瘻孔はピオクタニンで染色し, 壊死組織が残存しないように完全に切除する. 骨髄炎を生じている部

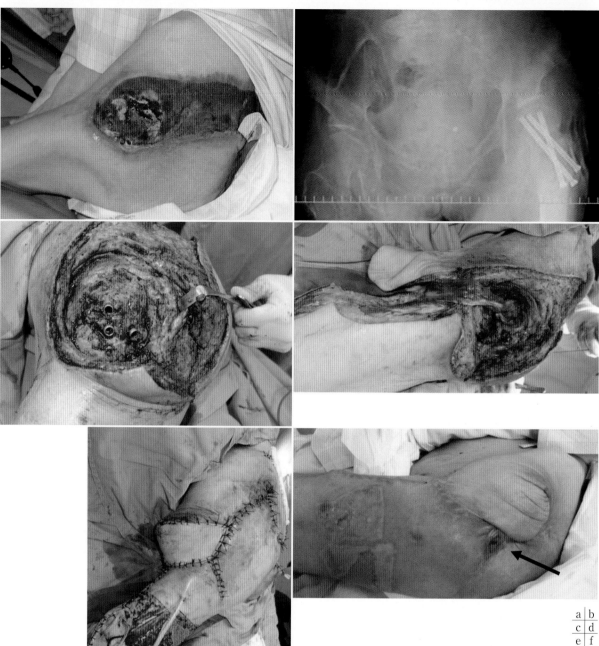

図 4. 71 歳，女性．左大転子部～仙骨部褥瘡，人工物露出症例
a：ベッドサイドでのデブリードマン，NPWT 等により肉芽形成良好となった．人工物が露
　出している．
b：X 線で人工物を確認
c：軟部組織のデブリードマン後
d：人工物を抜去し大腿骨頭と臼蓋を切除，死腔に縫工筋を充填した．
e：大腿筋膜張筋皮弁と殿部の穿通枝皮弁で再建．殿部の皮弁採取部に植皮術を施行した．
f：術後 1 か月で一部潰瘍は残存するものの（矢印），施設で対応可能となり退院

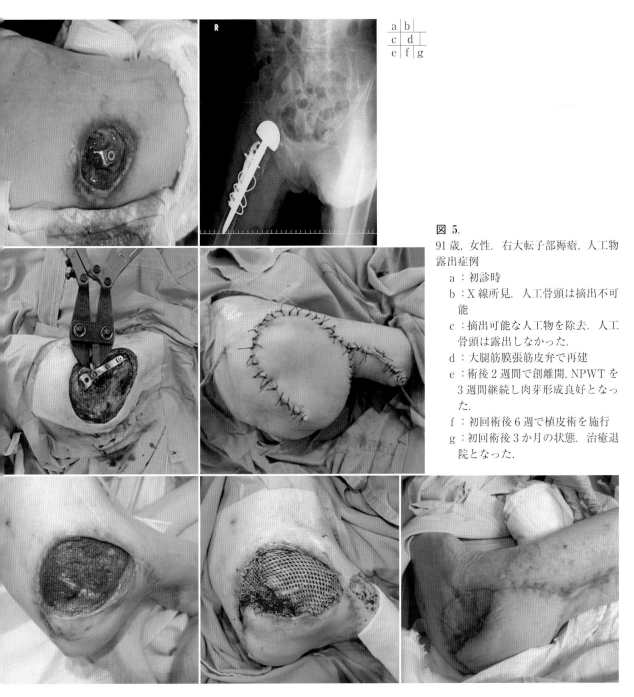

図 5.
91歳. 女性. 右大転子部褥瘡, 人工物露出症例
- a：初診時
- b：X線所見. 人工骨頭は摘出不可能
- c：摘出可能な人工物を除去. 人工骨頭は露出しなかった.
- d：大腿筋膜張筋皮弁で再建
- e：術後2週間で創離開. NPWTを3週間継続し肉芽形成良好となった.
- f：初回術後6週で植皮術を施行
- g：初回術後3か月の状態. 治癒退院となった.

位も切除するが, その切除範囲は, 骨からの出血がみられることを目安としている. また, 術後再発予防として, 骨突出部も平坦になるように切除する. 大転子部褥瘡で大腿骨頭の骨髄炎を生じている場合には, 股関節切除(図4)や下肢切断なども適応として考慮する.

高齢者においては, 転倒, 骨折, 骨接合術など人工物による手術を契機に寝たきりとなるケース

も多く, 大転子部や背部に褥瘡を形成し, 人工物が露出する症例も経験する(図5). 人工物が露出し感染を伴う場合, 局所洗浄や抗生剤投与などの保存的治療のみで治癒する可能性は低く, 異物である人工物の抜去が治療の基本となる[10]. 術前に人工物が抜去可能かどうか, 整形外科と協議する. 人工物が抜去可能であれば全抜去が望ましい(図4). しかし, 出血など手術侵襲が大きく抜去

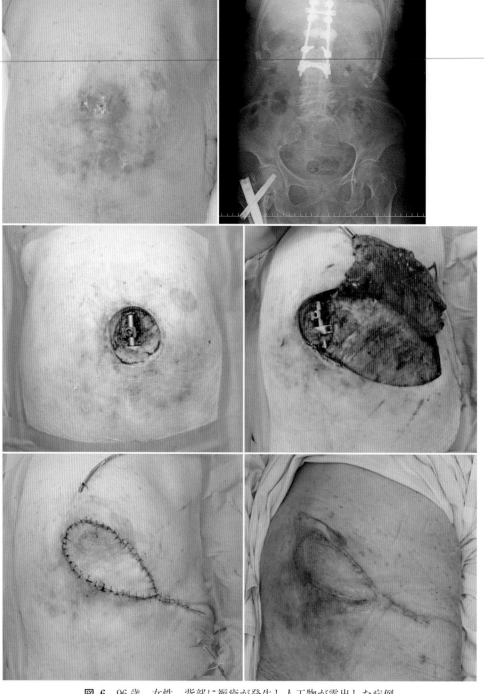

図 **6**. 96 歳，女性．背部に褥瘡が発生し人工物が露出した症例
　　a：術前
　　b：X 線所見．人工物は摘出不可能．
　　c：デブリードマン後．人工物表面を研磨した．
　　d：広背筋皮弁を挙上し，筋体を死腔に充填した．
　　e：術直後
　　f：術後 1 か月で治癒

困難な場合には，露出した人工物表面をブラッシングや研磨により可能な限り清浄化する(図6).

2．再建方法

創閉鎖のメリットとして，

① 浸出液や感染コントロール

② 体液バランス改善

③ 全身状態の改善・QOL 改善

④ 創傷治癒促進

⑤ 看護・介護の省力化

⑥ 治癒期間の短縮

などが挙げられ，高齢者においては特にその効果は大きい.

再建方法の選択には，褥瘡部位，欠損の大きさ・深さ，欠損部周囲組織の状態，全身状態，術前の ADL などが影響する.

A．遊離植皮術

術前の保存的治療で良好な肉芽が形成され骨や腱の露出がない場合には植皮術も選択肢となる. 浸出液や感染コントロールのために「とりあえず閉創する」目的で使用することも多い. 肉芽表面をピオクタニンで染色し，鋭匙や剃刀などで掻爬する. 確実に生着させるため，パッチ植皮や網状植皮を用いる. その他，埋入植皮術[11)12)] も有用である. 小範囲であれば局所麻酔でも可能であり，全身麻酔が困難な症例も適応となる. また，皮弁術後創離開となった症例で，NPWT などの保存的治療で肉芽形成良好となった症例にも適応となる(図5). しかし，皮弁と比較して脆弱であるため再発防止は困難であり，車椅子移乗が可能であるなどもともと ADL が比較的高い症例には適さない. 術後管理が容易な症例，例えば，寝たきりでほとんど自動運動がみられない症例では，看護・介護サイドで適切な体位交換等を行うことで再発予防が可能となるため，植皮術も適応となる.

B．皮弁術

高齢者においては，感染や創離開などの術後合併症が発生した場合，もとの褥瘡よりも潰瘍は拡大することとなり，さらに全身に及ぼす影響が大きくなる. よって，より侵襲が少なく簡便な皮弁を計画する. 筋膜皮弁を用いる場合が多いが，欠損部までの移動距離が最短で剥離範囲が最小となるような皮弁のデザインを行う. 仙骨部の場合には大殿筋穿通枝皮弁を，あるいは血流に不安がある場合は大殿筋皮弁を用い(図3)，大転子部では大腿筋膜張筋皮弁(図4)を用いることが多い. 人工物を除去した症例では死腔を生じるため血流のよい組織で十分充填し得る皮弁をデザインする. 人工物を除去できない症例では，人工物を筋弁で被覆し死腔を充填する(図6).

C．その他の手術

褥瘡発生の原因が関節拘縮による場合，筋腱切離術で拘縮を解除することで，褥瘡部位は手術を行わなくとも保存的治療で治癒することもある(図7). 筋腱切離術は局所麻酔でも可能であり，褥瘡の再発予防としても有用である.

周術期管理，再発予防

術後合併症として，血腫，感染，創離開，そして全身状態としては肺炎に注意が必要である. 局所管理とともに引き続き全身状態に注意を払う. ここでは，特に高齢者において注意が必要な事項について述べる.

術後の創管理の1つに尿汚染や便汚染の予防が挙げられる. 尿汚染には膀胱留置カテーテルを使用する. 排便コントロールには低残渣食が基本であるが，創傷治癒に対する栄養管理の視点からは高エネルギー，高蛋白質の食事が推奨されるため，必ずしも低残渣食にこだわらずに栄養面を優先している. 経腸栄養の場合には栄養コントロールが容易であるが，下痢便や水様便となることも多く，ストマ用パウチや導便チューブの使用も考慮する. 経口，経腸栄養，ポートのいずれにしても，創傷治癒に対する栄養管理を優先し，便の性状に合わせて汚染予防の対策を講じている.

術後の創管理と同時に，新たに褥瘡を作らないための注意も必要である. 手術部位を圧迫しないような体位が基本であるが，関節拘縮などにより制限されることも多く，短時間の創部圧迫もやむ

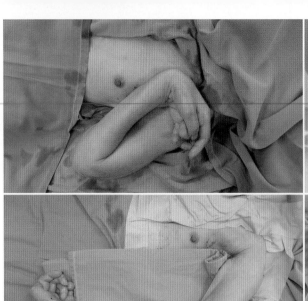
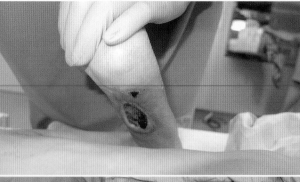
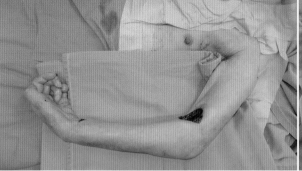
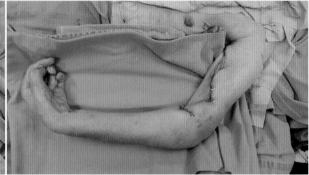

a	b
c	d
e	

図 7.
86 歳，女性．左上肢関節拘縮により左前腕に褥瘡を形成した症例
　a：左上肢の高度関節拘縮
　b：左前腕の胸部と接する部位に褥瘡形成
　c：肘関節と手関節において筋腱切離し拘縮を解除
　d：局所皮弁で閉創
　e：術後 1 か月．左前腕の潰瘍は保存的治療で縮小した．

を得ない場合も多い．当院では自動体位交換機能ベッドを導入しているが，術後は看護師による 2 時間ごとの体位交換を行っている．認知症のため指示が通らず安静度が維持できない場合には，クッションなどを多用し創部の安静を図るが，困難な場合が多いため，転落防止など慎重な観察が必要である．

　術翌日からベッドサイドでのリハビリテーション（主に上肢）を開始し，治癒後は全身のリハビリテーションや座位，車椅子などを許可し，可能な限り術前の ADL に復帰させるよう努める．

　栄養管理のためポートや胃瘻造設された場合，または術後 ADL が低下した場合など，紹介元の施設や病院，あるいは自宅への退院が困難となる場合も多く，地域連携室での退院調整を行う．褥

瘡再発予防のために，様々な情報提供と共有が必要であり，褥瘡予防機器の購入やレンタルの手配，利用可能な各種サービスの調整も行う．退院後は定期通院が望ましいが，環境によっては困難な場合が多いため，施設や家族との連絡体制を整えておく．

まとめ

　高齢者においても，術前の評価や準備を適切に行い，適応を見極めることで，安全に全身麻酔での手術が可能であり，手術による創閉鎖は非常に大きなメリットをもたらす．実際，当院では前述の手術症例 255 例中，治癒退院となった症例は 213 例（83.5％）であり，比較的好成績と思われる．治癒成績の向上にはチーム医療や地域医療連携シ

ステムが十分整備されていることが原則である.

　一方で，高齢者の褥瘡治療には延命治療や終末期医療といった非常に繊細な問題も関与する．日本ではリビングウィルの意思表示をしている人はわずかであり，また認知症などで患者本人の意思が得られない場合も多い．その際には家族の意思決定に十分な配慮が必要となる．褥瘡治療のゴール設定，終末期の迎え方，急変時の対応など，患者家族との対話が重要である.

　最後に，手術を施行するからには，その患者の終末期を見守る覚悟も必要であろうと考えている.

参考文献

1) 宮本顕二，宮本礼子：我が国の高齢者終末期医療の現状と課題—個人的提言—. 日呼吸ケアリハ会誌. **27**(3)：252-256，2018.
2) 渡邉　学ほか：周術期感染症のサーベイランスと感染防御. 日外会誌. **117**(3)：199-203，2016.
3) 厚生労働省「平成 29 年度簡易生命表の概況」https://www.mhlw.go.jp/toukei/saikin/hw/life/life17/dl/life17-15.pdf
4) 大内尉義ほか：高齢者の外科治療. 健康長寿診療ハンドブック. 大内尉義ほか編. 100-106，日本老年医学会，2015.
5) 許　俊鋭ほか：非心臓手術における合併心疾患の評価と管理に関するガイドライン(2014 年改訂版).
6) Alfons, A. R., et al.：Diabetes is associated with an increased risk of wound complications and readmission in patients with surgically managed pressure ulcers. Wound Repair Regen. **27**(3)：249-256, 2019.
7) Demling, R. H.：Nutrition, anabolism and the wound healing process：an overview. ePlasty：65-94, 2009.
8) 日本静脈経腸栄養学会編集：静脈経腸ガイドライン第 3 版. 14-15，照林社，2013.
9) 江副京理，池田佳奈枝：【実践　褥瘡のチーム医療—予防から治療まで—】褥瘡診療における形成外科医の役割. MB Derma. **266**：25-37，2018.
10) Darouiche, R. O.：Treatment of infections associated with surgical implants. N Engl J Med. **350**(14)：1422-1429, 2004.
11) 上　敏明ほか：褥瘡に対する簡便な手術法—埋没網状植皮法. 臨整外. **20**(5)：645-649，1985.
12) 服部友樹ほか：埋入植皮を施行した褥瘡潰瘍の 6 症例. 褥瘡会誌. **14**(1)：68-73，2012.

PEPARS No.157：76-82，2020

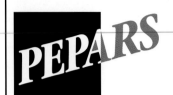

◆特集／褥瘡治療のアップデート

リハビリテーションの場における
褥瘡再発予防シーティングクリニック

新妻　淳子*

Key Words：褥瘡予防(prevention of pressure sore(decubitus ulcer))，シーティングクリニック(seating clinic)，チームアプローチ(team approach)，リハビリテーション(rehabilitation)

Abstract　褥瘡の治療と再発予防のシーティングクリニックを，「運動機能や感覚機能に障害を受けたものに対する，二次障害の1つである褥瘡を治療回復させ，日常生活，社会生活の回復に至る過程を支援する，チームアプローチ」と定義する．リハビリテーションの5つの要素—医学，職業，教育，社会，リハビリテーション工学—の融合として実施される．

国立障害者リハビリテーションセンター・シーティングクリニックでは，圧力分布に着目した褥瘡予防プロトコールを実施する．そこでは，既往褥瘡の発生原因や潜在的な発生リスクを調べ，そのリスクを解消する各個人が実行可能な方法を提案することを目指している．各人が褥瘡予防の大切さを理解し，自発的な再発予防行動を選ぶ意識を持ち続けられるよう配慮して，シーティングクリニックは実施される．

今後のチームアプローチには，形成外科をはじめとする各領域との連携，在宅生活を支援する地域との連携も必要である．

リハビリテーションの考え方を包括する，
シーティングクリニック

リハビリテーションの定義とその役割について，詳しく述べた多くの専門書[1]~[3]がある．ここではシーティングクリニックに繋がる考え方を記述するにとどめる．

1960年代に，リハビリテーション分野の世界的連携組織であった，国際リハビリテーション協会(Rehabilitation International；RI)において，①医学，②職業，③教育，④社会の4分野が重要であるとみなされていた[4]．1981年，WHO(世界保健機関)によるリハビリテーションの定義を受け，1982年に国際障害者世界行動計画，RIによる80年代憲章の策定を経て，現在のリハビリテーションは定義されている．

これらの歴史背景を受けて，日本では，疾患や外傷が原因で，心・身の機能と構造の障害と生活上の支障が生じた時に，個人とその人が生活する環境を対象に，多数専門職種が連携して問題の解決を支援する総合的アプローチの総体を，リハビリテーションと呼ぶ．

リハビリテーションは心・身の機能回復，社会生活への復帰，人権の回復などを包括する非常に大きな概念である．

その始まりである心・身の機能回復が，医学的リハビリテーションの主たる役割であるため，複数の専門職によるチームアプローチをとる．リハビリテーション専門医の指示のもと，機能回復訓練に関わる機能訓練指導員となる職種は，理学療法士，作業療法士，言語聴覚士，視能訓練士，看護職員，柔道整復師，あん摩マッサージ指圧師と定められている．医学的リハビリテーションは障害の回復が重要課題であるが，予防的アプローチも積極的に取り入れられる．合併症の発生を防ぎ，体力を維持し，生活の活動性を保つためである．

「医学的リハビリテーション」による日常生活への復帰にはじまり，就労支援に関わる「職業リハ

＊ Junko NIITSUMA，〒359-8555　所沢市並木4丁目1番地　国立障害者リハビリテーションセンター研究所運動機能系障害研究部骨関節機能障害研究室

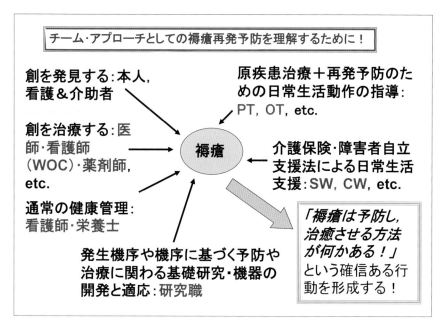

図 1．褥瘡予防＆対策チームの構成

ビリテーション」，障害のある児童や人の能力を向上させ潜在能力を開発し，自己実現を図れるように支援することを目的にした「教育リハビリテーション」，社会生活力（Social Functioning Ability；SFA）を高めることを目的とした「社会リハビリテーション」などが続く．

ここまでは人間を対象とする支援であったが，1990年代後半には，技術や道具によって支援する考え方が加わる．人体の機能を解析するバイオメカニズム学，工学的に機能を代行・補完する機器道具を開発するリハビリテーション工学が加わる．第5のリハビリテーション分野と呼ばれる，「リハビリテーション工学」が対象とする，現在の具体的内容は，義肢・装具などの開発，車いす・環境制御装置・コミュニケーション機器などの開発，住宅改造，交通機関のバリアフリー化，障害者や高齢者に住みやすいまちづくり，などである．

リハビリテーション工学の萌芽とともに，シーティングクリニックの基となる考え方が生じる．肢体不自由児（運動機能を障害された児童），肢体欠損児に対する，医学的リハビリテーションとリハビリテーション工学の結合の取り組みである．上肢機能や歩行機能を障害された場合の義肢装具，歩行機能を喪失した場合の車椅子，姿勢を保てない症状への対応としての姿勢保持（posture

control）などである．障害からの回復にとどまらず，就学就労など社会生活への復帰を支援する取り組みである．

上述した5つのリハビリテーションの概念を踏まえ，褥瘡の治療と再発予防のシーティングクリニックを，「運動機能や感覚機能に障害を受けたものに対する，二次障害の1つである褥瘡を治療回復させ，日常生活，社会生活の回復に至る過程を支援する，チームアプローチ」と定義する．医学，職業，教育，リハビリテーション工学の4融合によることは理解がたやすい．社会リハビリテーションが重視する社会生活力とは，「様々な社会的な状況の中で，自分のニーズを満たし，1人ひとりに可能な最も豊かな社会参加を実現する権利を行使する力」と定義されている．褥瘡再発予防のシーティングクリニックを通して，社会生活力を高めていくことを，忘れてはならない．

褥瘡対応シーティングクリニックは，リハビリテーション専門病院や労災病院において，医師の処方によって開始される．対面型チームアプローチをとる．

チームには，医学的リハビリテーションの専門職，社会復帰のためのソーシャルワーカー，リハビリテーション工学やバイオメカニズム，微小循

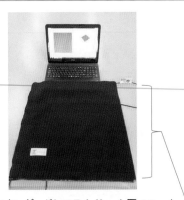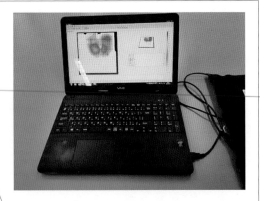

スタンダードシステム（シート厚 2.5mm）
計測サイズ 455×455[mm]
センサ 16×16＝256点

柔らかいセンサシートに座った人体の圧力分布を、
被験者にもわかりやすく表示することができる

図 2．挿入圧力分布測定装置．FSA/BodiTrak（ボディトラック，輸入取扱：タカノ㈱）

環等の研究者と共に，障害当事者と介護看護の
キーパーソンが加わる（図1）．

　車椅子での在宅生活だけのような，一定の固定
環境での褥瘡予防にとどまらず，新しい環境条件
での褥瘡予防を可能にするには，当事者がチーム
に加わり，自発創成する予防行動が必要となるか
らである．個々人の生涯にわたる褥瘡再発予防
（PREL：prevention for recurrence of pressure
ulcers during individual's entire life）の動機づけ
が必要である．

<h2 style="text-align:center">褥瘡の治療や再発予防にかかわる，
シーティングクリニック</h2>

1．国立障害者リハビリテーションセンターでの経緯

　国立障害者リハビリテーションセンター（2008
年に改称，現在に至る，以下，国リハ）において，
脊髄損傷者の姿勢保持，車いすの適合に関する取
り組みは，研究所と病院の有志によって1997年に
開始された．当センターでは，車いすでの座位姿
勢を整えること，車いすでの褥瘡を減らすこと，
電動車いすへの適応等が，シーティングクリニッ
クの設立動機となった．特に褥瘡予防目的で実施
する場合は，車いす座面から人体が受ける外力を
減らす取り組みが開始された．先行研究で実証さ
れた点[5)6)]と同じく，高い圧力が，限られた面積
に，長時間持続することを，除く取り組みである．

　車いす座面から人体が受ける外力を測定する装
置は，種々，市販されている．圧力分布測定装置
FSA/BodiTrak（タカノ・ハートワークス），体圧
分布測定システム BPMS システム（ニッタ（株）），
圧力分布測定ツール　SR ソフトビジョン（住友理
工（株）/アビリティーズ），等がある．計測センサの
柔らかさや変形の可否，計測可能範囲，制度，計
測時間などに応じて，選択する．当センターでは，
車いすクッションの形状が様々であっても対応で
きる柔らかなセンサシートであったことから，
FSA/BodiTrak を継続して使用している（図2）．

2．褥瘡の治療や再発予防にかかわる，国リハ型シーティングクリニックの実際

　臨床現場で短時間に行うためのシステム化が，
圧力分布に着目した褥瘡予防プロトコールである
（図3）．
- 日常生活の聞き取り調査から褥瘡発生につなが
るリスク要因を抽出する．
- 圧力分散計測を含めた生体計測を行い，褥瘡の
創位置と圧力偏在部位が一致する場合，圧力負
荷が発生要因であると考える．その圧力偏在を
取り除く対応を提示する．
- 褥瘡保持者が実際に除圧行動ができて，褥瘡悪
化ないしは再発のリスクが軽減したかのフォ
ローアップを行う．

　このプロトコールを実行する際の留意点を3つ
の手法に分けて記述する．
＜手法 ①＞（図4）
- シーティングクリニックの処方が医師から届い

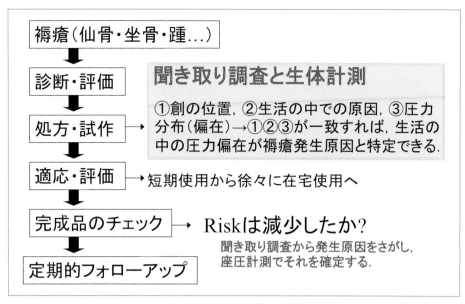

図 3. シーティングクリニックにおける圧力分布に着目した褥瘡再発予防アプローチ

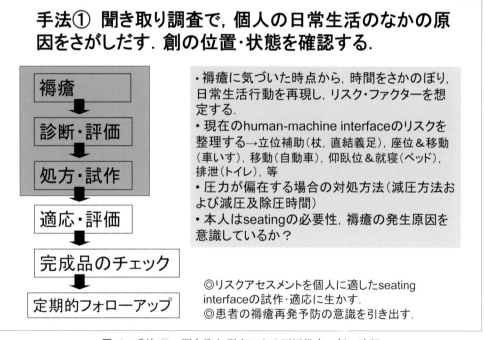

図 4. 手法 ① : 聞き取り調査による原因推定・創の確認

た後に，可能な限り，事前に対象者の情報を整理する．

- 事前調査を参照しながら，聞き取り調査を行う．聞き取り調査では，対象者の生活の中に褥瘡発生原因が隠れていないか，褥瘡予防意識はあるのか，を把握することが大切である．
- 創の位置や状態を確認する．被験者の姿勢と褥瘡の位置関係，創の大きさ・深さ・重傷度，周辺皮膚の健常度を観察する．

聞き取り調査とあわせて，圧迫が原因の 1 つと特定される褥瘡かどうかを，チームとして判断し，生体計測，圧力分散計測を設定する．

＜手法 ②＞(図 5)

- 生体計測は「姿勢」に着目し，個人ごとの望まし

手法② 生体計測は「姿勢」に着目し，個人ごとの望ましい座位姿勢を考案する．

褥瘡（仙骨・坐骨・踵…）

↓

診断・評価

↓

処方・試作

↓

適応・評価

↓

完成品のチェック

↓

定期的フォローアップ

[Key Word]
• 姿勢
• 姿勢の評価方法
• 評価から，実際の試作へ

[留意点]
• 座位保持能力
• 変形・湾曲の有無
• リスクアセスメント結果を個人に適した機器の試作や適応に生かせたか

図 5. 手法 ② ：生体計測と姿勢の評価

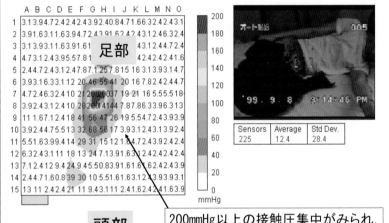

200mmHg以上の接触圧集中がみられ，大転子部の褥瘡部位と一致した

図 6.
圧力分散計測結果と褥瘡部位の一致によるリスク推定

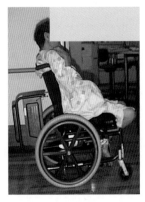 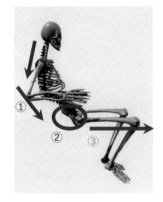

①脊椎や股関節の変形，拘縮

②仙骨部褥瘡，③ずり落ちて座位が保持できない（拘束）

図 7.
安定した座位がとれない，ずれ力の影響で褥瘡が発生する例

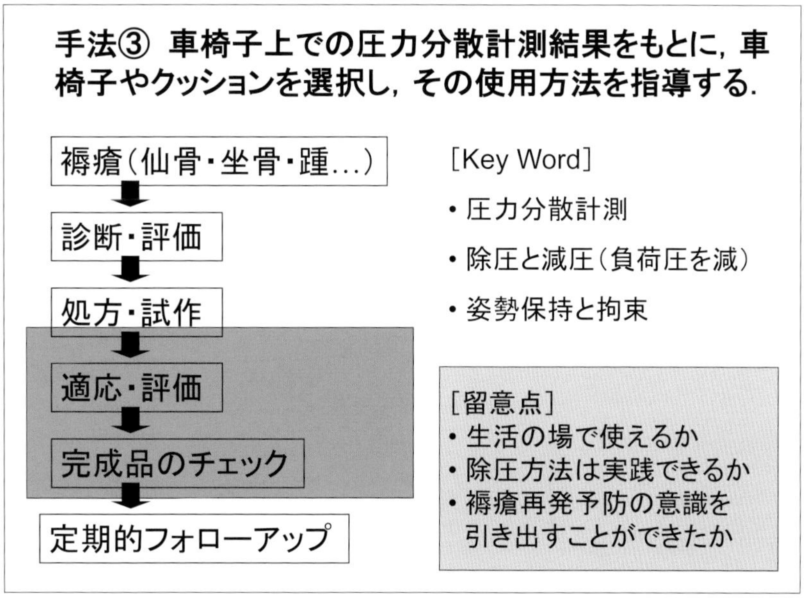

手法③　車椅子上での圧力分散計測結果をもとに，車椅子やクッションを選択し，その使用方法を指導する．

褥瘡（仙骨・坐骨・踵…）
↓
診断・評価
↓
処方・試作
↓
適応・評価
↓
完成品のチェック
↓
定期的フォローアップ

[Key Word]
・圧力分散計測
・除圧と減圧（負荷圧を減）
・姿勢保持と拘束

[留意点]
・生活の場で使えるか
・除圧方法は実践できるか
・褥瘡再発予防の意識を引き出すことができたか

図 8.　手法 ③：圧力分散計測結果を反映した再発予防

い座位姿勢を考案する．
・圧力分散計測は，対象者の日常座位姿勢を反映するよう，配慮して行う．創傷部位と圧力偏在部位が同じか確認する（図6）．著しい圧力偏在がない場合，姿勢の崩れによる，ずれ力が働いていないか確認する（図7）．
・現在の車椅子，座位保持装置の採寸，特徴を把握する．
＜手法 ③＞（図8）
・クッションの選択を含めた車椅子の試作は，「除圧・減圧」に着目する．座位姿勢の持続時間，原疾患による制限姿勢などに留意する．まず当事者が有効に除圧できる姿勢を適応する．左坐骨部に褥瘡があり，圧力偏在が認められた場合には，大腿部に荷重が移動する「前傾」動作や，右半側に荷重が移動する「右傾」動作の中で，当時者が苦痛なく，容易に実行できる姿勢を，圧力分散計測結果を見せながら，練習する（図9）．
・当事者の除圧姿勢の適応の後に，機器道具の試作，適応，評価を行う．
車椅子の場合は，除圧用クッションの選択を最初に行い，クッションを搭載するための車椅子の各部の調整を次に行う．姿勢保持が不十分であれば，そのための装具を加える．
ベッド，トイレ，浴室，トランスファー機器，

自家用車等，褥瘡発生リスクを疑われる既存の道具類に対して，それぞれに，適応，評価を行う．
・機器道具は，徐々に使用時間を延ばし，危害を加えないこと，使用による日常生活の問題が生じないか確認する．
・患者のゴール（自宅復帰，就学・就労復帰）を念頭に置いた除圧方法，機器の適応を考える．個人に特化した指導・啓発がシーティングクリニックでの最終要点であり，対象者が理解し実行に移すことが，再発予防に繋がる．
・圧力計測機器がなくても予防するために，創部位の周囲に，本人ないしは介護者の指を挿入させて，「指は1本分，動きますか？」と，圧力偏在を予防する注意行動をできるよう，指導する．

　以上の点に留意して，褥瘡予防プロトコールを実施し，個人の褥瘡リスクを見出し，そのリスクを解消する実行可能な方法を，個人が取得できるよう努める．対応方法についての報告を作成し，引き継ぐ．

褥瘡治療における連携，在宅支援への拡大

　褥瘡治療と再発予防のシーティングクリニックは，他業種の専門職と当事者によるチームアプ

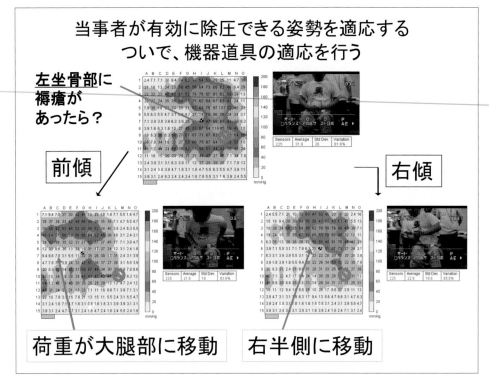

図 9. 姿勢移動による除圧

ローチであることを，繰り返し記述してきた．褥瘡をターゲットとしているため，医療の領域でも単科ではなく，整形外科，形成外科，皮膚科，内科，泌尿器科などの複数領域の連携が期待される．また，感染予防，創傷治癒などの幅広い知識も求められる．

国リハ・シーティングクリニックでは，埼玉医科大学形成外科との連携によって，再発予防が完成した症例を有している．再発と手術を繰り返すなかで，重く弛んだ皮膚や脂肪組織，瘢痕が複雑に生じ，褥瘡発生の原因となっていた例である．シーティングクリニックにおいて，脂肪組織を支える下着やクッションの工夫，除圧の徹底を行っても，再発を繰り返したが，形成外科における殿部形状の再形成を経ることで，自分の体による圧迫がなくなった．その後，シーティングクリニックと本人が考案した除圧方法が有効に働き，褥瘡の再発がなくなった．自信が生まれ，生活の質が改善したと本人は述べた．連携の結果，褥瘡の治癒にとどまらず，本当のリハビリテーションが実現できたと考えている．

院内での褥瘡予防から，時代は，地域生活での褥瘡治療や予防へと，広がりを求めている．在宅での看護介護の支援者との情報共有，連携が必要となっていく．病院や施設と在宅をつなぐ役割をシーティングクリニックが負ってきたが，今後は，リンクナースの役割にも期待がもたれる．異業種連携による褥瘡再発予防の取り組みは，これからも続いていかねばならない．

参考文献

1) 津山直一監修：標準リハビリテーション医学. 医学書院，2000.
2) 中村隆一：リハビリテーション概論 第 7 版. 医歯薬出版，2009.
3) 米本恭三監修：最新リハビリテーション医学 第 2 版. 医歯薬出版，2005.
4) 公益財団法人 日本障害者リハビリテーション協会 情報センター，WEB，https://www.dinf.ne.jp/doc/japanese/resource/jiritsu/suisin-h22/8_4.html(2019 年 10 月当時)
5) Kosiak, M.：Etiology and pathology of ischemic ulcers. Arch Phys Med Rehabil. **40**：62-69, 1959.
6) Niitsuma, J., et al.：Experimental Study of Decubitus Ulcer Formation in the Rabbit Ear Lobe. J Rehabil Res Dev. **40**(1)：67-73, 2003.

PEPARS No.157：83-90, 2020

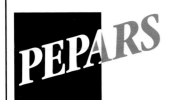

◆特集／褥瘡治療のアップデート

褥瘡治療におけるチーム医療

栗原　健*1　佐藤智也*2　市岡　滋*3

Key Words：褥瘡(pressure ulcers)，チーム医療(team approach)，多職種協働(interprofessional work)，在宅医療(home care)，地域連携(referral system)

Abstract　　褥瘡が発生する背景には複数の要因が関連している．褥瘡の治療および再発予防には多職種協働によるチーム医療が必要不可欠である．褥瘡の局所のみを治療するのでなく，その褥瘡を生じた原因も是正する．在宅や施設に戻す際は再発を防ぐための環境を整え，万一再発した場合も早期発見，早期治療できる体制を作る．本稿では褥瘡におけるチーム医療の進め方にフォーカスを置き，病院における治療，退院後の環境整備，在宅への医療連携について述べる．

はじめに

2002 年の診療報酬改定を機に，厚生労働省は各医療機関に褥瘡対策チームを設置し，褥瘡発生の予防に努めるよう呼びかけてきた．2006 年には，「褥瘡ハイリスク患者ケア加算」が開始され，2010 年以降「チーム医療の推進に関する検討会」が立ち上げられた．2012 年の診療報酬改定では，在宅でも一定の条件の下，創傷被覆材の保険請求が可能となり，2014 年には在宅でもチーム医療による褥瘡対策が制度化された．また，同年「特定行為に係る看護師の研修制度」が創設されたことも，褥瘡チーム医療において大きな前進であった．看護師の特定行為により，褥瘡へのタイムリーなケアの可能性が広がったと言える．

超高齢化社会を迎え，褥瘡においても，在院日数の短縮化や在宅医療の推進，予防への関心が高まっており，本稿では褥瘡におけるチーム医療の進め方にフォーカスを置き，病院における治療，

退院後の環境整備，在宅への医療連携について解説していく．

チーム医療(多職種協働)のポイント

褥瘡が発生する背景には局所的要因(局所の皮膚圧迫，ずれ，皮膚の脆弱性など)・全身的要因(栄養状態，浮腫など)・社会的要因(家族の介護力，社会的サポートの有無など)など複数の要因が関連している．褥瘡の局所のみを治療しても，その褥瘡を生じた原因を是正しないまま退院してしまうと容易に再発を繰り返すこととなる．そのため，医師，看護師のみならず，薬剤師，管理栄養士，理学療法士，ソーシャルワーカーなど，専門性を持った幅広い医療従事者が必要となる．このチームアプローチで必要となるのは，互いがその専門性を理解・尊重し，補完的に機能することであり，それによって初めて褥瘡への十分な治療や予防が可能となる(表1，図1)．

チームが効率的に機能するためのポイントとして次の4つが挙げられる[1]．

1．ツールの標準化

褥瘡対策チーム，医師，看護師の間でツールを統一することで共通の言語として使用することが

*1 Takeshi KURIHARA, 〒350-0495　埼玉県入間郡毛呂山町毛呂本郷 38 番地　埼玉医科大学形成外科，助教
*2 Tomoya SATO, 同，講師
*3 Shigeru ICHOKA, 同，教授

表 1. 褥瘡チーム医療を構成する要素

- 医師
  治療方針の決定
- 看護師
  創部管理，スキンケア
- 理学・作業療法士（PT・OT）
  シーティング，効果的なポジショニングの検討，病棟看護師へ指導
- 薬剤師
  抗菌薬や外用薬の選択，使用方法
- 栄養士
  NST との連携して栄養調整
- 医療ソーシャルワーカー（MSW），ケアマネージャー（CM）
  療養環境調整，家族との調整

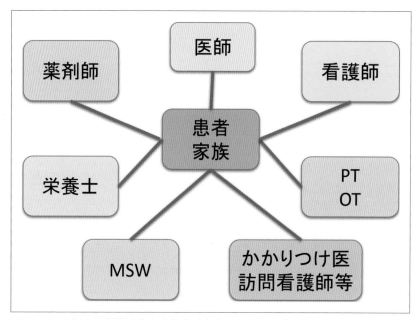

図 1. 褥瘡患者と家族を取り巻くチーム医療のイメージ

できる．例えば DESIGN-R® 分類，リスクアセスメントツール（ブレーデンスケール，OH スケール等）など，共通で使用できるものも存在する．褥瘡対策マニュアル等を作成するのもよい．

2．可視化

記録，ケア方法などはできるだけ可視化した方がよい．これは各職種が実施したケア，治療，評価等を閲覧できるようにすることで情報を共有し，一定の質を担保することができるからである．図2は可視化の1例である．われわれの施設ではポジショニングの難しい症例に対して，褥瘡

対策チームで適切なポジショニング法を検討している．理学療法士が中心となってポジショニングマニュアルを作成し，ベッドサイドに掲示している．看護師の担当が代わってもマニュアルを見ることでポジショニングを普段と同様に行えるようになる．

3．信頼関係

信頼関係は医療を行う上で最も基本となることの1つである．職種ごとの専門性や強みの違いを理解し，それぞれの専門性を生かせる役割を分担してもらうことにより，お互いを信頼して補完し

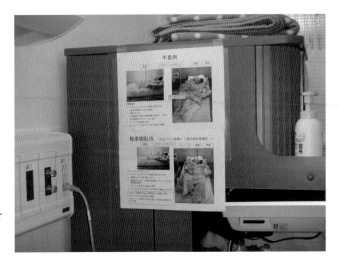

図 2.
可視化の例
ベッドサイドにポジショニング方法を
掲示し，スタッフ間で共有する．

合える関係ができる．

4．チームワーク

褥瘡対策チームが機能を発揮する上でチーム
ワークは必要不可欠である．日常からチームメン
バー，患者・家族間で十分なコミュニケーション
が取れていることが条件となる．また，在宅にお
いては，ソーシャルワーカーやかかりつけ医，訪
問看護師など，チーム外のスタッフとの調整力も
必要となる．

病院内におけるチーム医療

1．創傷の治療・皮膚の観察

入院時や外来受診の時点で，傷の場所や深さ，
ポケットの向きや方向を把握しておくことは非常
に重要である．とかく治療することに専念しがち
であるが，治療前の傷の把握は，その原因を知る
ための重要な要素であり，治癒後の予防につなげ
る貴重な情報源となる．

褥瘡の評価に際しては，DESIGN-R® スコアを
用いることで，現在の状態を客観的に評価し，
チーム内で共有することができる．創部の状態に
応じてデブリードマンや外用剤・被覆材の選択な
ど，局所治療を行う．必要に応じて外科的再建も
考慮する．

また，治療過程で陰圧閉鎖療法（Negative Pres-
sure Wound Therapy；NPWT）が使用される機
会も増えているが，パットやチューブ類等での医
療関連機器圧迫創傷（Medical Device Related

Pressure Ulcer；MDRPU）や，創部の感染増悪に
も注意を怠らないことが重要である．

褥瘡がない場合も浮腫，病的骨突出，自立体位
変換可能かなど，リスクアセスメントツールに基
づいてリスク評価を行う．ハイリスク患者の場合
は定期的に皮膚を観察する[2]．

2．体圧分散・ずれの排除

体圧分散寝具にはウレタンマットレス，高機能
マットレス，エアマットレスなどがあり，患者の
ADL により選択する．エアマットレスはハイリ
スク患者の体圧分散に有効だが，適切に使用する
ためにはメンテナンスが必要である．コードが外
れたりエアが足りなかったりすると底付きを生
じ，逆に褥瘡が悪化する場合がある．われわれの
施設では臨床工学技士を中心にエアマット・ラウ
ンドチームを作り，定期的に院内のエアマットが
適切に使用されているか点検し，使用ミスによる
有害事象を予防している．

3．リハビリテーション

リハビリテーションやポジショニングの計画に
おいてリハビリテーション専門職との協働が有効
である．特に慢性期脊髄損傷患者，高齢者は車い
すに関連した褥瘡を生じやすく，座面にかかる圧
の分散や座位姿勢の適正化が必要である[3]．

● ポジショニング

理学療法士と協力し，患者の状態，ADL，関節
拘縮などを総合的に評価しながらポジショニング
プランを立てる．理学療法士に褥瘡対策チームに

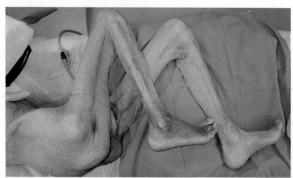

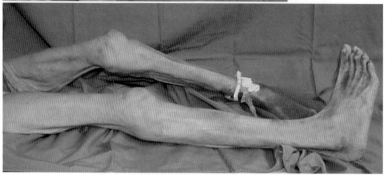

図 3.
関節拘縮が強く理学療法や投薬にも抵抗性の症例
外科的な介入（筋切離術）により，ポジショニングは容易になった.
　a：治療前
　b：治療後

参加してもらう利点は，解剖学的構造や関節可動域，拘縮の程度に応じて効率的なポジショニング，シーティングができる点，褥瘡対策とリハビリテーションを一貫的に行える点である.

　リスクアセスメントの結果により圧迫，ずれの対策を行う. 体位変換は通常 2 時間ごと，体圧分散マットレスを使用している場合は 4 時間を超えない範囲で行うことが推奨されている（褥瘡ガイドライン）. ただし患者の状態により体位変換が必要な頻度は異なり，柔軟に対応する必要がある.

　関節拘縮が強く理学療法や投薬にも抵抗性の症例の中には，ポジショニングによる除圧が困難となる症例もあり，その際は筋切離術など外科的な介入も検討する（図 3）.

・シーティング

　シーティングとは患者の全身の身体機能・座位能力を把握することで車いすや車いすクッション，座位保持装置などを選定・適合する技術である[4]. 車いすの使用に伴う褥瘡は，座位姿勢や座面の除圧が不適切であることが原因であることが多い. 再発予防には理学療法士，作業療法士の協力を得てシーティングを行うことが必要である. 車いすは座位能力分類に沿って適切なものを選択

する. 座位がとれない患者はティルト・リクライニング機能付きモジューラー車いす等を使用し，座面には褥瘡予防用クッションを使用する. ドーナツ型のクッションは使用しない. また，長時間の座位を避け[5]，上半身機能の保たれている患者では 15〜30 分毎にプッシュアップなどの除圧動作を行うよう指導する[6].

4．スキンケア

　皮膚・排泄ケア認定看護師が得意とする分野である. 便・尿失禁は浅い褥瘡（部分層創傷）の発生と関係がある. また創周囲の浸軟は創傷治癒を遅らせる. 適切な陰部洗浄，洗浄剤と皮膚保護剤により浅い褥瘡の発生を予防する[7]. また下痢をコントロールすることも必要である.

　高齢者の病的骨突出は褥瘡の好発部位であり，保護が必要である. ポリウレタンフィルムドレッシングや，すべり機能付きドレッシング材（リモイスパッド[Ⓡ]）を使用してずれを防止する.

5．栄養管理

　低栄養状態は褥瘡発生因子の危険因子である. また褥瘡からの滲出液により体内の蛋白質が失われ，低栄養が助長される. 低栄養を評価するうえで参考となる視標は血清アルブミン値，体重減少

率，喫食率（食事摂取量），主観的包括的栄養評価（SGA；subjective global assessment），簡易栄養状態評価表（MNA；mini nutritional assessment）などがある．低栄養の患者には栄養療法が必要である．通常の食事だけでは栄養摂取が難しい蛋白質・エネルギー低栄養状態（PEM；protein-energy malnutrition）の患者に高エネルギー，高蛋白のサプリメントを追加すると褥瘡予防に有効であるとされている[8]．低栄養を認めたら栄養サポートチーム（NST；nutritional support team）や管理栄養士に介入してもらい，栄養状態のアセスメントと栄養療法の計画を行う（図4）．また，体位に制限がある患者などに対しては，半固形タイプの経管栄養剤を用いるなど合併症にも配慮した栄養管理が求められる．

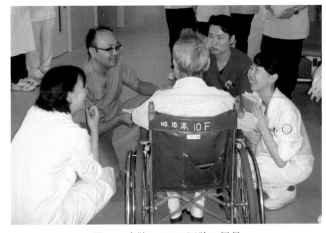

図 4．当院の NST 回診の風景
形成外科医も日本静脈経腸栄養学会認定資格である TNT（total nutrition therapy）資格を取得し，専従医師として参加している．

退院に向けてのチーム医療

1．どのような時に退院調整が必要となるか

褥瘡そのものの治療を目的として入院した場合は，褥瘡が治癒した時点で退院可能となる．問題となるのは褥瘡保有患者が他の疾患の治療目的に入院した場合，あるいは院内発生の場合である．DESIGN-R[®] スコアが19点以上の褥瘡は治癒まで3か月以上かかる確率が80％である[9]．また創面積が4週間で30％縮小しない褥瘡も3か月以内に治癒しない可能性が高い[10]．これらの患者は褥瘡を治療してから退院するか，褥瘡を保有したまま退院するか選択を迫られることになる．在院日数の短縮化により褥瘡を保有したまま退院せざるを得ない症例も少なくない．

褥瘡ハイリスク患者，あるいは褥瘡を保有した患者が退院する際はソーシャルワーカーと連携し，必要となる介護保険，ケアマネージャー，かかりつけ医，訪問介護や各種サービスなどを調整する．

2．療養環境の把握

まず問題となっている褥瘡がどのような状況で発生したのか評価する．さらに自宅がどのような環境にあるか，家族の介護力はどの程度かを把握する．そのうえで退院前の早い段階から家族と医師，看護師，ソーシャルワーカー，患者を担当するケアマネージャーの間で連携をとっておき，退院に向けてどのような対策が必要か協議する．さらに患者，家族が褥瘡ケアに対して正しい知識，技術を得られるよう教育する．介護の負担が過剰にならないよう，家族・介護者への配慮も必要である．いわゆる共倒れを防ぐためには後述する社会福祉制度を有効に活用すると良い[11]．

3．社会福祉制度の活用[12]

介護保険認定が済んでいない場合は入院中から手続きを進めておく．介護保険により訪問看護，デイサービスなどが導入でき，介護者の身体的・精神的・経済的負担を軽減する．また医療従事者の目が入ることにより褥瘡においても治癒の促進と悪化の早期発見につながる．自宅への退院を考えている場合は訪問看護の退院前訪問を活用し，入院中に行っているケア方法を把握してもらう．そして家族，訪問看護師間で具体的に実現可能なケア方法を検討する．

4．体圧分散寝具を整備する

自宅でも入院中と同様に，患者の ADL に合わせた体圧分散寝具を使用できるよう整備する．介護度によって給付される支給限度額が異なるが，ポジショニングに必要なクッション等も合わせて導入を検討する．

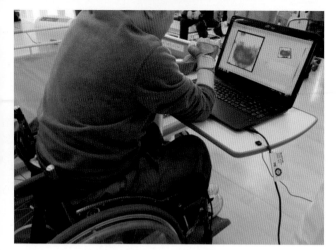

図 5. 国立障害者リハビリテーションセンターでの座面圧測定

こうしたデーターを元に，適切な車いすやクッションを案内するとともに，適切な移乗方法等を指導する．

5．創傷ケアの指導

創傷ケアについては，褥瘡を少なくとも壊死組織，感染が十分にコントロールされた状態にしてから退院させる．退院時の創部の状態に合わせてドレッシング，外用剤を選択する．介護者や専門外の医療従事者でも容易にできるよう，なるべくシンプルな方法が望ましい．必要に応じて訪問看護指示書等を準備し，できるだけわかりやすく指示を出す．処置をする人によって処置内容に違いが出ないようにすることも重要である．

6．体位変換，ポジショニングの指導

自力体位変換や坐位での姿勢保持ができない患者に対する体位変換，ポジショニングの必要性を説明し，指導する．医療施設では 2 時間ごとの体位変換が標準となっているが，在宅においては介護者の負担を考慮すると現実的ではない．ハイリスク患者に対しては，介護者の負担を軽減し，かつ除圧を十分に行うために高機能エアマットレスを選択する．ただし高機能エアマットレスは除圧の機能が高い一方で，沈み込みにより患者の体動を制限するという欠点もある．その結果離床する時間が減り，ADL の低下や拘縮を生じる恐れがある．体圧分散寝具の選択は患者や療養者の状態に応じて行うことが重要である．体圧分散寝具を使用していても体位変換は必要である．ベッド移動，車いすへの移動の仕方を含め，どのように行えば摩擦やずれ，圧迫を起こさずに動かすことができるのか，理学療法士や作業療法士と連携を図りながら指導する．

当院では，脊髄損傷患者の褥瘡再発予防において，国立障害者リハビリテーションセンターと密に連携を取り，シーティング外来に紹介の上，可能な限り再発予防のための指導を受けることを勧めている（図 5）．

7．スキンケア

褥瘡予防のためのスキンケアの実施者となるのは家族や介護職員となることが多い．おむつ交換時の洗浄法，おむつの当て方などを指導する．

介護職員は褥瘡の処置を行うことはできない．しかし容体が安定している等の条件を満たし，看護職員の保健指導・助言に基づいて（褥瘡でない）皮膚へ軟膏を塗布することは原則医行為でないとの通達が出ている．失禁や下痢のある患者に対しては，おむつ交換の際に必要に応じてワセリン等や撥水性皮膚保護剤を使用する．

8．退院時共同指導[13]

退院後に在宅医療を受ける診療所の医師または看護師，訪問看護ステーションスタッフ，ケアマネージャー等と院内の医師，看護師で共同で退院時共同指導を行う．患者に状態や必要なケア等について共有する．また起こり得る問題や異常時の連絡方法を確認する．共同指導の内容を患者家族に文章で提供するなど，一定の基準を満たすことで退院時共同指導料を算定できる．

退院後のチーム医療

褥瘡対策未実施減算や褥瘡ハイリスクケア加算などの行政施策により全国の病院で褥瘡対策が進み，院内での有病率は減少しつつある[14]．しかし介護施設や自宅においては多くの褥瘡が今なお発生しており，重症例も少なくない[15]．褥瘡を生じる患者はもともと寝たきりのことが多い．褥瘡に感染を生じ発熱などの全身炎症症状がある場合でも肺炎・尿路感染症などの検索に目を奪われてし

まい，重症となるまで発見されないことも少なくない．そこでいかに早期発見，早期治療できる体制を作るかがポイントとなる．

1．家族，介護職への教育

家族や介護職員は患者と接する時間，頻度が高く，褥瘡発生の発見者となり得る．したがってどのような場合が異常かを説明し，異常時に迅速に医師・看護師などに連絡するよう指導することで早期発見につながる[16]．

2．かかりつけ医，訪問看護師，介護施設等との連携

在宅医療では病院と在宅とで複数の主治医を持つ場合があるが，多くの場合で褥瘡の相談窓口となるのは在宅主治医である．褥瘡悪化時の入院や外科的処置が必要な場合に備えて，容易に病院に連絡をとれる体制を作っておく．訪問看護師やケアマネージャーとの連携も必要である[17]．

謝　辞

本稿の執筆にあたり多大なご協力をいただいた埼玉医科大学病院　褥瘡管理者　松岡美木先生，リハビリテーション科　溝口靖亮先生，関　さくら先生に深謝いたします．

参考文献

1) 佐藤エキ子：褥瘡対策チームにおける医療者のコラボレーション．褥瘡会誌．**9**：6-10，2007.
   Summary　他職種協働によるチーム医療を効率的に進める上でのポイントについての総説．
2) Granick, M. S., et al.：Outcome assessment of an in-hospital cross-functional wound care team. Plast Reconstr Surg. **101**：1243-1247, 1998.
   Summary　褥瘡対策チームにより褥瘡の院内発生率が低下する．
3) European Pressure Ulcer Advisory Panel and National Pressure Ulcer Advisory Panel. Prevention and treatment of pressure ulcers：quick reference guide. Washington DC：National Pressure Ulcer Advisory Panel；2009.
   Summary　European Pressure Ulcer Advisory Panel and National Pressure Ulcer Advisory Panel による褥瘡ガイドライン．日本褥瘡学会のホームページから日本語訳が無料でダウンロードできる．
4) 木之瀬　隆：シーティング技術とリハビリテーションによる褥瘡予防．褥瘡会誌．**10**：98-102，2008.
   Summary　シーティング技術についての総説．座位能力分類・要介護度に合わせた車いす・車いすクッションの選び方の解説がわかりやすい．
5) Whitney, J., et al.：Guidelines for the treatment of pressure ulcers. Wound Repair Regen. **14**：663-679, 2006.
   Summary　Wound Healing Society による褥瘡ガイドライン．
6) Stockton, L., et al.：Seating and pressure ulcers：Clinical practice guideline. J Tissue Viability. **18**：98-108, 2008
   Summary　シーティング技術のガイドライン．写真，シェーマがあり理解しやすい．
7) Hunter, S., et al.：Clinical trial of a prevention and treatment protocol for skin breakdown in two nursing homes. J Wound Ostomy Continence Nurs. **30**：250 258, 2003.
8) Langer, G., et al.：Nutritional interventions for preventing and treating pressure ulcers. Cochrane Database Syst Rev. **4**：CD003216, 2003.
   Summary　褥瘡の栄養療法のシステマティック・レビュー．
9) 古江増隆ほか：DESIGN-R 合計点の褥瘡治癒に対する予測妥当性．褥瘡会誌．**12**：141-147, 2010.
10) Sibbald, R. G., et al.：Special considerations in wound bed preparation 2011：an update. Adv Skin Wound Care. **24**：415-36, 2011.
   Summary　2003 年に提唱された Wound bed preparation の update 版である．慢性創傷の治療について最近の知見を加味して解説している．
11) 袋　秀平：開業医による在宅褥瘡診療の実践．Mod Physician. **28**：545-547，2008.
12) 多田千和子：褥瘡ケアのベストプラクティス　治療環境の整備　在宅との連携．ナーシング・トゥデイ．**22**：132-138，2007.
   Summary　入院から在宅へ移行する際に社会福祉制度をどう活用するか，体圧分散寝具の導入や退院指導する上でのポイントについての解説．在宅医療，訪問介護の特性をどう生かすかについて詳しい．

13) 岡田晋吾：顔と顔の見える在宅医療連携つくり. 治療. **90**：1372-1378, 2008.
Summary 地域の中核病院が在宅クリニック, 訪問看護ステーション, 療養型施設などと連携システムをどう構築するかについて, 自身の経験に基づいて解説している.

14) 美濃良夫：褥瘡に関する行政施策(保険制度)の変遷. Mod Physician. **28**：551-556, 2008.
Summary 2002 年に褥瘡対策未実施減算が適用されてから保険制度がどのように変遷してきたかについて解説している.

15) 藤岡正樹ほか：褥瘡に起因する重症軟部組織感染症の検討：在宅褥瘡を重症化させないための提言. 褥瘡会誌. **13**：29-36, 2011.
Summary 褥瘡による重症軟部組織感染症についての症例集積研究, 重症例のほとんどが在宅からの持ち込み褥瘡であり, 在宅のレベルから早期に介入することの重要性を強調している.

16) 伊藤智恵子：介護職, ケアマネージャーとの連携. ナーシング. **29**：28-31, 2009.
Summary 介護職(ヘルパー), ケアマネージャーと連携する上での注意点, 特に異常時の対応をどう指示するかについて詳しい.

17) 石井佳子：褥瘡ケアにおける病院と在宅との連携. ナーシング. **29**：10-17, 2009.
Summary 皮膚・排泄ケア認定看護師およびケアマネージャーの視点から, 病院から在宅へ移行する際の問題点をどう解決するかについて具体的な症例を通じて解説している.

第 46 回日本医学脱毛学会学術集会

会　期：2020 年 2 月 16 日（日）　10：00～16：00
会　頭：堀内祐紀（秋葉原スキンクリニック院長）
会　場：東京国際フォーラム B5
テーマ：医学脱毛の輪をつなぐ

問い合わせ：学会事務局　堀内祐紀（秋葉原スキンクリ
　　　　　ニック）
　　〒 101-0021　東京都千代田区外神田 4-6-7
　　カンダエイトビル 2, 3F
　　TEL：03-3256-1213　FAX：03-3256-1216
　　Mail：info@akihabara-skin.com

なお，学会関連行事として，2 月 15 日（土）12：00～17：00 に秋葉原スキンクリニックにて，レーザーデモンストレーション，針脱毛講習会を開催いたします．

第 31 回日本眼瞼義眼床手術学会

会　期：2020 年 2 月 22 日（土）
会　長：垣淵正男（兵庫医科大学形成外科学講座　主任教授）
会　場：兵庫医科大学平成記念会館
　　　　〒 663-8124 兵庫県西宮市小松南町 2-6
　　　　TEL：0798-45-6753
テーマ：様々な視点から
HP：http://plaza.umin.ac.jp/~gigan31/
事務局：兵庫医科大学形成外科
　　　　第 31 回眼瞼義眼床手術学会事務局
　　　　〒 663-8501 兵庫県西宮市武庫川町 1 番 1 号
　　　　Tel：0798-45-6753　Fax：0798-45-6975
　　　　Email：gigan31@hyo-med.ac.jp

第 2 回世界瘢痕学会
共同開催：第 15 回瘢痕・
ケロイド治療研究会
（The 2nd World Congress of Global Scar Society with Scar Academy and Japan Scar Workshop）

会　期：2020 年 11 月 7 日（土）・8 日（日）
会　場：パシフィコ横浜（アネックスホール）
　　　　〒 220-0012　横浜市西区みなとみらい 1-1-1
　　　　TEL：045-221-2155
大会会長：
　　　　小川　令（日本医科大学 形成外科学教室 主任教授）

演題募集：2020 年 4 月 1 日（水）12：00～6 月 19 日（金）12：00
　・全ての演題はインターネットによるオンライン登録にて受付いたします．
　・詳細は学会 HP にてご確認ください．
　※なお，第 15 回瘢痕・ケロイド治療研究会の筆頭演者は，研究会会員に限りますので，非会員の方は予め入会手続きをしてください．

事前参加受付期間：
　Early Bird：2019 年 12 月 20 日（金）12 時～2020 年 6 月 19 日（金）11 時 59 分
　Regular：2020 年 6 月 19 日（金）12 時～2020 年 9 月 30 日（水）11 時 59 分
　　詳細は学会 HP にてご確認ください．

URL：http://gakkai.co.jp/g-scars2020/ja/

事務局：日本医科大学 形成外科学教室
　　　　担当：土肥輝之
　　　　〒 113-8603　東京都文京区千駄木 1-1-5
　　　　TEL：03-5814-6208　FAX：03-5685-3076

運営事務局：株式会社学会サービス
　　　　〒 150-0032　東京都渋谷区鶯谷町 7-3-101
　　　　TEL：03-3496-6950　FAX：03-3496-2150
　　　　E-mail：g-scars2020@gakkai.co.jp

FAX による注文・住所変更届け

改定：2015 年 1 月

　毎度ご購読いただきましてありがとうございます.

　読者の皆様方に小社の本をより確実にお届けさせていただくために，FAX でのご注文・住所変更届けを受けつけております. この機会に是非ご利用ください.

◎ご利用方法

　FAX 専用注文書・住所変更届は，そのまま切り離して FAX 用紙としてご利用ください. また，注文の場合手続き終了後，ご購入商品と郵便振替用紙を同封してお送りいたします. **代金が 5,000 円をこえる場合，代金引換便とさせて頂きます.** その他，申し込み・変更届けの方法は電話，郵便はがきも同様です.

◎代金引換について

　本の代金が 5,000 円をこえる場合，代金引換とさせて頂きます. 配達員が商品をお届けした際に，現金またはクレジットカード・デビットカードにて代金を配達員にお支払い下さい(本の代金＋消費税＋送料). (※年間定期購読と同時に 5,000 円をこえるご注文を頂いた場合は代金引換とはなりません. 郵便振替用紙を同封して発送いたします. 代金後払いという形になります. 送料は定期購読を含むご注文の場合は頂きません)

◎年間定期購読のお申し込みについて

　年間定期購読は，1 年分を前金で頂いておりますため，代金引換とはなりません. 郵便振替用紙を本と同封または別送いたします. 送料無料，また何月号からでもお申込み頂けます.

　毎年末，次年度定期購読のご案内をお送りいたしますので，定期購読更新のお手間が非常に少なく済みます.

◎住所変更届けについて

　年間購読をお申し込みされております方は，その期間中お届け先が変更します際，必ずご連絡下さいますようよろしくお願い致します.

◎取消，変更について

　取消，変更につきましては，お早めに FAX，お電話でお知らせ下さい.

　返品は，原則として受けつけておりませんが，返品の場合の郵送料はお客様負担とさせていただきます. その際は必ず小社へご連絡ください.

◎ご送本について

　ご送本につきましては，ご注文がありましてから約 1 週間前後とみていただきたいと思います. お急ぎの方は，ご注文の際にその旨をご記入ください. 至急送らせていただきます. 2〜3 日でお手元に届くように手配いたします.

◎個人情報の利用目的

　お客様から収集させていただいた個人情報，ご注文情報は本サービスを提供する目的(本の発送，ご注文内容の確認，問い合わせに対しての回答等)以外には利用することはございません.

　その他，ご不明な点は小社までご連絡ください.

株式会社　全日本病院出版会　〒113-0033 東京都文京区本郷 3-16-4-7 F　電話 03(5689)5989　FAX03(5689)8030　郵便振替口座 00160-9-58753

FAX 専用注文書

形成・皮膚 2001

年　　月　　日

○印	PEPARS	定価(消費税込み)	冊数
	2020 年 1 月～12 月定期購読(送料弊社負担)	42,020 円	
	PEPARS No. 147　美容医療の安全管理とトラブルシューティング 増大号	5,720 円	
	PEPARS No. 135　ベーシック＆アドバンス 皮弁テクニック 増大号	5,720 円	
	バックナンバー(号数と冊数をご記入ください) No.		

○印	Monthly Book Derma.	定価(消費税込み)	冊数
	2020 年 1 月～12 月定期購読(送料弊社負担)	42,130 円	
	MB Derma. No. 288　実践！皮膚外科小手術・皮弁術アトラス 増大号	5,280 円	
	MB Derma. No. 281　これで鑑別は OK！ダーモスコピー診断アトラス 増刊号	6,160 円	
	MB Derma. No. 275　外来でてこずる皮膚疾患の治療の極意 増大号	5,280 円	
	バックナンバー(号数と冊数をご記入ください) No.		

○印	瘢痕・ケロイド治療ジャーナル		
	バックナンバー(号数と冊数をご記入ください) No.		

○印	書籍	定価(消費税込み)	冊数
	グラフィック リンパ浮腫診断―医療・看護の現場で役立つケーススタディ―	7,480 円	
	整形外科雑誌 Monthly Book Orthopaedics 創刊 30 周年記念書籍 骨折治療基本手技アトラス	16,500 円	
	足育学　外来でみるフットケア・フットヘルスウェア	7,700 円	
	ケロイド・肥厚性瘢痕 診断・治療指針 2018	4,180 円	
	実践アトラス 美容外科注入治療　改訂第 2 版	9,900 円	
	ここからスタート！眼形成手術の基本手技	8,250 円	
	Non-Surgical 美容医療超実践講座	15,400 円	
	カラーアトラス 爪の診療実践ガイド	7,920 円	
	皮膚科雑誌 Monthly Book Derma. 創刊 20 年記念書籍 そこが知りたい 達人が伝授する日常皮膚診療の極意と裏ワザ	13,200 円	
	創傷治癒コンセンサスドキュメント―手術手技から周術期管理まで―	4,400 円	

○	書 名	定価	冊数	○	書 名	定価	冊数
	複合性局所疼痛症候群(CRPS)をもっと知ろう	4,950 円			カラーアトラス 乳房外 Paget 病―その素顔―	9,900 円	
	スキルアップ！ニキビ治療実践マニュアル	5,720 円			超アトラス眼瞼手術	10,780 円	
	見落とさない！見間違えない！この皮膚病変	6,600 円			イチからはじめる 美容医療機器の理論と実践	6,600 円	
	図説 実践手の外科治療	8,800 円			アトラスきずのきれいな治し方 改訂第二版	5,500 円	
	使える皮弁術 上巻	13,200 円			使える皮弁術 下巻	13,200 円	
	匠に学ぶ皮膚科外用療法	7,150 円			腋臭症・多汗症治療実践マニュアル	5,940 円	
	化粧医学―リハビリメイクの心理と実践―	4,950 円					

お名前	フリガナ 　　　　　　　　　　　　　　　　　㊞	診療科

ご送付先

〒　　　－

□自宅　　□お勤め先

電話番号	□自宅 □お勤め先

バックナンバー・書籍合計
5,000 円以上のご注文
は代金引換発送になります

―お問い合わせ先―
㈱全日本病院出版会営業部
電話 03(5689)5989

FAX 03(5689)8030

年　　月　　日

住 所 変 更 届 け

お 名 前	フリガナ	
お客様番号		毎回お送りしています封筒のお名前の右上に印字されております8ケタの番号をご記入下さい。
新お届け先	〒　　　　　都 道 　　　　　　府 県	
新電話番号	（　　　　　）	
変更日付	年　　月　　日より	月号より
旧お届け先	〒	

※ 年間購読を注文されておриます雑誌・書籍名に✓を付けて下さい。
- ☐ Monthly Book Orthopaedics （月刊誌）
- ☐ Monthly Book Derma. （月刊誌）
- ☐ 整形外科最小侵襲手術ジャーナル （季刊誌）
- ☐ Monthly Book Medical Rehabilitation （月刊誌）
- ☐ Monthly Book ENTONI （月刊誌）
- ☐ PEPARS （月刊誌）
- ☐ Monthly Book OCULISTA （月刊誌）

FAX 03-5689-8030

全日本病院出版会行

「使える皮弁術─適応から挙上法まで─ 上・下巻」

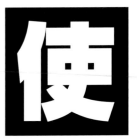

編集／慶應義塾大学教授　中島　龍夫
日本医科大学教授　百束　比古
B5判　オールカラー　定価各（本体価格 12,000 円＋税）

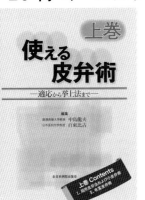

▽皮弁外科の第一線で活躍するエキスパートが豊富なイラストや写真で本当に「使える」皮弁術を詳しく解説！

▽「局所皮弁法および小皮弁術」、「有茎皮弁術」、「遊離皮弁術」、「特殊な概念の皮弁術・新しい方法」の4部に分けて、わかりやすくまとめました！

是非、手にお取りください！！

目次

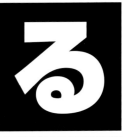
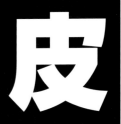
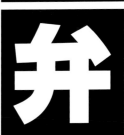
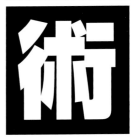

（株）全日本病院出版会

〒 113-0033　東京都文京区本郷 3-16-4
TEL：03-5689-5989　FAX：03 5689-8030
www.zenniti.com

使える皮弁術

PEPARS

各号定価 3,000 円＋税．ただし，増大号：No. 14, 51,
75, 87, 99, 100, 111 は定価 5,000 円＋税．No. 123, 135,
147 は 5,200 円＋税．
在庫僅少品もございます．品切の際はご容赦ください．
　　　　　　　　　　　　　　　（2019 年 12 月現在）
本頁に掲載されていないバックナンバーにつきまし
ては，弊社ホームページ(http://www.zenniti.com)
をご覧下さい．

| 全日本病院出版会 | 検索 |

全日本病院出版会　公式 twitter !!

弊社の書籍・雑誌の新刊情報，または好評書のご案内
を中心に，タイムリーな情報を発信いたします．
全日本病院出版会公式アカウント **@zenniti_info** を
是非ご覧下さい !!

2020 年　年間購読　受付中！

年間購読料　42,020 円（消費税込）（送料弊社負担）

（通常号 11 冊，増大号 1 冊：合計 12 冊）

STEP by STEP の写真と図で理解する 手指の外傷治療

No.158（2020 年 2 月号）

編集／日本医科大学准教授　　　小野　真平

No. 157　編集企画：
　石川昌一　埼玉医科大学助教

PEPARS　No. 157

2020 年 1 月 15 日発行（毎月 1 回 15 日発行）
定価は表紙に表示してあります.

Printed in Japan

発行者　　末 定 広 光
発行所　　株式会社　全日本病院出版会
〒 113-0033 東京都文京区本郷 3 丁目 16 番 4 号
　　　　　電話（03）5689-5989　Fax（03）5689-8030
　　　　　郵便振替口座 00160-9-58753

印刷・製本　三報社印刷株式会社　　　電話（03）3637-0005
広告取扱店　㈱日本医学広告社　　　電話（03）5226-2791